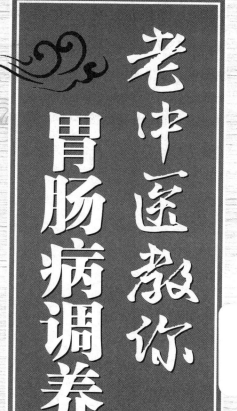

老中医教你胃肠病调养之道

谢文英/编著

U0386306

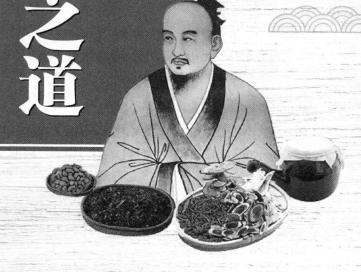

时代出版传媒股份有限公司
安徽科学技术出版社

图书在版编目(CIP)数据

老中医教你胃肠病调养之道 / 谢文英编著. --合肥：
安徽科学技术出版社,2019.10
ISBN 978-7-5337-7924-5

Ⅰ.①老…　Ⅱ.①谢…　Ⅲ.①胃肠病-中医治疗法
Ⅳ.①R256.3

中国版本图书馆 CIP 数据核字(2019)第 105162 号

老中医教你胃肠病调养之道　　　　　　　　　　　　谢文英　编著

出 版 人：丁凌云　　选题策划：徐浩瀚　黄 轩　　责任编辑：聂媛媛
责任校对：王 霄　　责任印制：廖小青　　　　　　装帧设计：渔冬冬
出版发行：时代出版传媒股份有限公司　http://www.press-mart.com
　　　　　安徽科学技术出版社　　　　　http://www.ahstp.net
　　　　　(合肥市政务文化新区翡翠路 1118 号出版传媒广场,邮编:230071)
　　　　　电话：(0551)63533330
印　　制：北京柯蓝博泰印务有限公司　　电话:(010)89565888
(如发现印装质量问题,影响阅读,请与印刷厂商联系调换)

开本：710×1010　1/16　　印张：18　　　　字数：380 千
版次：2019 年 10 月第 1 版　　2019 年 10 月第 1 次印刷

ISBN 978-7-5337-7924-5　　　　　　　　　定价：29.80 元

前 言 /FOREWORD/

　　常言道，人吃五谷杂粮没有不生病的。得病不在于吃上，而在于人。吃什么、吃多少、生活习惯等都是影响健康的重要因素。尤其是患上胃肠病，身体就会出状况，百病就会滋生。金代脾胃大家李东垣曾提出"内伤脾胃，百病由生"，他指出喜怒过度、饮食不节、寒温不适、劳役所伤皆能导致胃肠病的发生。而现代人中的上班族、减肥族、网瘾族，谁能保持正常的饮食习惯呢？尤其是早餐来不及吃的人比比皆是；又有几个人能坚持每天锻炼呢？答案肯定是少数。我们的身体免疫力出了问题，自己却浑然不知。所以，为了身体健康，我们一定要养护好人体的动力源——胃肠。

　　现代人大多对于胃肠发出的"警报信号"不以为然。遇腹泻，吃诺氟沙星；遇腹痛，喝热水；遇胃痛，吃斯达舒胶囊；遇胃胀，吃健胃消食片……他们认为自己是"久病成医"，从来没去医院诊疗过。

　　从中医的角度上说，胃肠疾病，以治为辅，以养为主。如果今天因为寒性胃痛看了医生，开了方药，有一定的疗效，明天继续吃冰激凌、喝冰镇啤酒，病情肯定会迁延不愈或反复发作。若未经医生诊治，擅自用药，很可能药不对症，不治反误。

　　身体是革命的本钱，生活、学业、事业都要以此为基础，而身体健康的基础就是胃肠健康。不论是传统中医，还是现代医学，都将脾胃或胃肠功能对人体生命和健康的影响放在重要位置上，因为人体的一切营养都是靠胃肠消化吸收得来的。一旦胃肠出现问题，人体就容易早衰、生病。由此可见胃肠调养的重要性。

　　本书从胃肠不适、胃肠发病征兆入手，详细介绍了胃肠的基本功能及其对人体健康的重要性，并提出了中医辨证施治治疗胃肠疾病的优势。书中还介绍了胃肠病患者在日常生活中应该注意的生活习惯，有助于胃肠健康的食材、食疗方、中药材、中药方等，帮助读者朋友们调理胃肠，同时根据自己的病情和身体条件，选择合适的运动疗法、中医疗法，配合规律的饮食起居和良好的生活习惯，进而达到防病治病的目的。

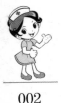

002

老中医教你胃肠病调养之道

编　者

目 录 /CONTENTS/

第一章

懂胃肠才能养胃肠，有常识有健康

第二章

上医治未病，胃肠预警别马虎

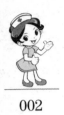

老中医教你胃肠病调养之道

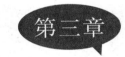

第三章

胃肠疾病的危害，你究竟了解多少

第四章

养成饮食好习惯，就是对胃肠最大的呵护

003

目录

第五章

日常养胃食物一览表，保证健康不能少

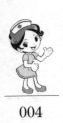

第六章

食疗胜似药，常见胃肠病食疗方

第七章

简单中药材，平价中药养好胃肠

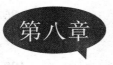

第八章

胃肠调养中药方，老中医教你治愈胃肠病

第九章

身体自带"药房"，经穴调养保胃肠

老中医教你胃肠病调养之道

第十章

小运动、好心情，让胃肠更有活力

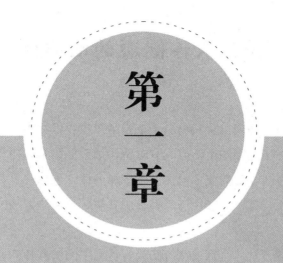

第一章

懂胃肠才能养胃肠，有常识有健康

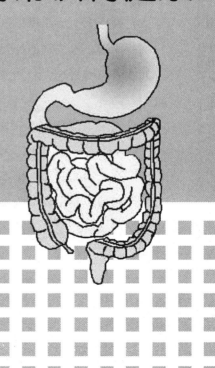

胃肠，人体健康的动力源

现代人患胃肠病多以胃溃疡、十二指肠溃疡、胃炎为主，这和现代人紧张的工作加不健康的生活方式有着密切关系。很多人白天工作强度大，到了晚上还要加班熬夜，再加上不规律的饮食起居——熬夜、长期吃快餐、经常吃夜宵、过量饮酒、喜食肥甘厚味，最终胃肠因为"不堪重负"而"罢工"。

人体每天的能量获得都要靠胃肠吸收食物中的营养物质。一旦我们不重视胃肠的健康，肆意"虐待"胃肠，它就会开始"反抗"。那么我们的胃肠究竟是怎么工作的呢？它们各司的什么"职"？

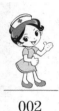

● 胃——仓廪之官

胃是人体消化管中最膨大的一段，呈囊袋状，位于上腹部、横膈下，它的形态、大小可以随着内容物的多少、体型而发生相应的变化。胃功能正常，人体气血充足，可以让人精神振奋，四肢有活力。可见，胃如同人体的粮仓，负责受纳、输出能量，进而确保人体健康、活动自如。

古人对人体脏象有很多记载，称胃为胃脘。上口贲门和食管相衔接，属于上脘；下口幽门和小肠相毗连，属下脘；上下脘之间属中脘。胃内容物充满的时候胀大如囊状，空虚的时候会缩成管状，小儿和矮胖者呈牛角型，瘦长者呈钩型。胃的上缘比较短，凹向上方叫胃小弯，胃小弯靠近幽门的地方形成一角切迹；胃的下缘较长，凸向左下方称作胃大弯。

胃可以分成四个部分——贲门、胃底、胃体和幽门。贲门部是紧接贲门的一小段；胃底部位于贲门左侧，是贲门部以上膨隆的部分；胃体

老中医教你胃肠病调养之道

部是胃的最大部分，位于胃底和幽门之间，胃体和幽门部之间的界线是通过角切迹所做的水平面；幽门部在角切迹的右方；幽门部的下口即小肠。

中医认为，胃主通降的生理功能主要指胃主受纳，胃气一定要和顺通达。食物在胃内，经胃气腐熟后变为食糜，食糜由胃进入小肠，小肠泌清别浊，凡精微部分，统由脾转输诸脏腑组织，提供营养，糟粕部分下传大肠，形成粪便排出体外。这个过程离不开胃阴和胃阳，胃阴不仅可以约制胃阳的偏亢，还可以濡养胃府。胃壁肌肉黏膜得到胃阴的濡润和胃阳的温运，才能促进胃内容物的通降。胃在消化道内有接受和容纳饮食的作用。食物经口咀嚼搅拌后，于胃内消化，暂时贮存在胃内一段时间，然后推向小肠。

胃受纳水谷的过程是营养机体的过程，所以说胃是"水谷之海，五脏六腑之源""五味入口，藏于胃以养五脏气"。胃主腐熟，胃受纳饮食后，食物要经过胃的腐熟磨消，变成食糜，即"腐熟水谷"。胃主要接受和贮存来自食管的食团，并将食团磨碎，使之与胃液充分混合而形成半流质的食糜，再以适宜的速度，逐次小量地、分批地把食糜推入小肠。

● 肠——营养加工厂

肠对于人体而言至关重要，它为人体的能量输出制造营养、加工营养，进而确保身体的正常运作。中医学将肠分为小肠、大肠两大部分。小肠位居腹中，上口起于胃的幽门部，迂回弯曲，下口与大肠相接，分界处叫阑门，阑门具有关闭、分隔的意思。阑门口以下即为大肠部分，亦居腹中。

中医古籍把大肠分成回肠与广肠两部分，紧接小肠的是回肠，下端则称为广肠，末端外口即肛门。成人小肠长 5 ~ 7 米，其伸缩性个人差异很大。小肠始于胃的幽门，下经回盲瓣接续于大肠。现代中医学将大肠分为十二指肠、空肠和回肠三部分，后两者由小肠系膜悬挂于后腹壁。小肠中十二指肠管腔最大，管径 3~5 厘米，越往下越细，末端回肠仅长 1.0~1.2 厘米，因此，异物很容易在这个地方形成嵌顿。成人的大肠长 1.5~1.7 米，在腹腔中围绕小肠形成框状，肠管比小肠粗，但是管壁比小肠薄，其管径近端粗，向远处逐渐变细，至直肠又增大。大肠也分三个部分——盲肠、结肠、直肠。

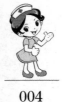

小肠的生理功能：消化食物、吸收营养。食糜从胃移行至小肠后，需要停留一段时间，方便小肠充分消化、吸收营养物质，这个过程是非常复杂的，它一方面进一步起着"受盛"和"化物"的作用，配合脾之运化功能，把经过消化而被吸收的精华运输到身体各个组织和器官；另一方面，小肠还要将剩余的食物残渣推到大肠之中，废液则通过肾之气化渗入膀胱。小肠内消化液的主要成分是胰液、胆汁、肠液，有分解糖类、蛋白质、脂肪的功效。

小肠内的消化是整个消化过程中最重要的阶段。小肠里，食糜受胰液、胆汁、小肠液的化学性消化以及小肠运动的机械性消化。食物通过小肠之后，消化过程基本完成。和胃相同，小肠在消化的过程中也存在周期性运动，其形式可以分为紧张性收缩、分节运动和蠕动两种，一般食糜从幽门回到盲瓣历时 3~5 小时。糖类、蛋白质、脂肪的消化产物大部分都在十二指肠和空肠被吸收，回肠有其独特的功能——主动吸收胆盐和维生素 B_{12}，但是对于大部分的营养成分而言，等它们到达回肠的时候已经被吸收完毕，所以，回肠主要是吸收功能的贮备。那些没有被消化的食物残渣会从小肠进入到大肠。

大肠主要负责吸收水和电解质，参与机体之中水、电解质平衡的调节，吸收维生素，完成对食物残渣的加工，形成并暂时贮存粪便。大肠运动少而缓慢，对刺激反应比较迟缓，这些特点对于粪便的暂时贮存非常合适。

大肠的运动形式可以分成袋状往返运动、分节和多袋推进运动与蠕动。食物残渣一般在大肠中停留 10 小时以上，在这个过程中，残渣中的部分水分被大肠黏膜吸收；同时，经过细菌的发酵、腐败之后，残渣会形成粪便。正常人的直肠壁内的感受器对粪便的压力刺激有一定的阈值，会引起排便反应。

军中后"胃"，必护"粮仓"

《素问·灵兰秘典论》云："脾胃者，仓廪之官，五味出焉。""仓廪"即贮藏谷物的粮仓，意思就是说，脾胃是人体的"粮仓"。

从中医的角度上说，胃是六腑之一，和五脏中的"脾"互为表里，其主要特点是主通降，特性是喜润恶燥。胃的主要生理功能是主受纳、腐熟水谷。

所谓"受纳"，即接受和容纳。"水谷"，即人们日常的饮食物。胃主受纳，意思就是说，胃在整个消化道中主要起着受纳食物的作用。这种"纳"不但指容纳，还有主动摄入的意思，因而也称"摄纳"。胃可以主动摄纳，主要依赖胃气的作用。胃气的主要作用就是"通降"，即让饮食下行，食下则胃空，在这种状态下，胃才可以接纳饮食，人也会产生食欲。如果胃出了毛病，无法"通降"，食物则无法顺利进入十二指肠，而是满满地堆在胃内，人就会没胃口。

"腐熟"指的是胃对食物进行初步消化，让食物成为"食糜"的作用过程。胃接受水谷之后，通过腐熟的作用进行初步消化，之后将"水谷"转变为食糜，即一种更容易转运吸收的状态。之后，食糜传入小肠，在脾的运化下，精微物质被小肠消化吸收，化生成气血，滋养全身各处，因此，中医也将胃称作"水谷之海"。

胃的这种受纳腐熟的功能非常重要，因为这种功能是小肠受盛化物、脾主运化的前提条件。人体经气血津液的产生源于"水谷"，而胃为接受"水谷"之海，可以在一定程度上成为气血生化之源。胃功能强健，机体则气血充足；反之，整个人就会变得没精神，最终诱发多种疾病。

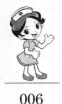

老中医教你胃肠病调养之道

消化液，营养转化的第一"催化剂"

虽然食物是在胃肠内被消化吸收的，但实际上，胃肠只是为消化的过程提供场所，而真正将食物转化成为人体可以吸收的营养物质的是各种消化液。

胃肠是人体的营养生产中心，消化液则将食物分解细化为营养物质输送到全身各处，如此人体才能每天获得足够的精力与体力。

人体的消化系统由消化道和消化腺两大部分组成。消化道包括口腔、咽、食管、胃、小肠、大肠；消化腺包括唾液腺、胰腺、肝脏、胃腺、肠腺，这五种消化腺都能分泌消化液，因此，食物的消化过程是唾液、胃液、胰液、胆汁、小肠液这五种消化液共同作用的结果。

● 唾液

唾液的 pH 是 6.6 ~ 7.1，接近中性，成人每天分泌 1 ~ 1.5 升唾液，其中水分占 99.4%，其余为唾液淀粉酶、溶菌酶、少量无机物等。唾液中这些成分的作用分别为：水分可以湿润口腔与食物，方便吞咽；唾液淀粉酶可以将部分淀粉分解成麦芽糖；溶菌酶有一定的杀菌作用。

● 胃液

胃液的 pH 是 0.9 ~ 1.5，呈强酸性，成人每天要分泌 1.5 ~ 2.6 升胃液，其主要成分是胃酸（盐酸）、黏液、胃蛋白酶以及钾盐、钠盐等有机物。盐酸除了可以激活胃蛋白酶原外，还可以为胃蛋白酶分解蛋白质提供相对适宜的酸性环境；抑制或杀死胃内的细菌；盐酸进入小肠后还能促进小肠液、胰液、胆汁的分泌。黏液覆盖在胃黏膜表面，形成一层黏液膜，有润滑的作用，让食物更容易通过，保护胃黏膜不受食物中某些坚硬成分的机械损伤。此外，黏液呈中性或偏碱性，可以中和盐酸，抑制胃蛋白酶的活性，进而有效防止盐酸和胃蛋白酶对胃黏膜的消化作用。胃蛋白酶是胃液里的重要消化酶，可以促进蛋白质分解成蛋白胨和少量多肽。

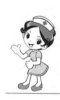

● 胰液

胰液的 pH 是 7.8 ~ 8.4，呈碱性，成人每天分泌 1 ~ 2 升胰液，其主要成分是碳酸氢钠、胰蛋白酶原、糜蛋白酶原、胰淀粉酶、胰脂肪酶等。碳酸氢钠可以中和由胃进入十二指肠的盐酸，同时为小肠内的消化酶提供适宜的弱碱性环境。胰蛋白酶原进入小肠后，被小肠液里的肠激酶激活成胰蛋白酶，胰蛋白酶又会将其余大量胰蛋白酶原迅速激活成胰蛋白酶，同时也可以将糜蛋白酶原激活成糜蛋白酶。最后，胰蛋白酶与糜蛋白酶共同作用在蛋白质上，将蛋白质分解成多肽、氨基酸。胰淀粉酶与少量胰麦芽糖酶，分别促进淀粉和麦芽糖分解成葡萄糖，胰脂肪酶在胆汁的协同作用下能促进脂肪分解成甘油、脂肪酸。由于胰液中含有能消化三种营养成分的消化酶，因此是所有消化液中最重要的一种。

● 胆汁

成人每天分泌 0.8 ~ 1 升的胆汁，其并不是由胆囊分泌的，而是由干细胞分泌的，只是存储在胆囊中。当食物进入口腔、胃、小肠的时候，会反射性引起胆囊收缩，胆汁会通过胆总管流入十二指肠。胆汁中没有消化酶，其主要成分为胆盐、胆色素。其中，胆盐的主要作用是激活胰脂肪酶，将脂肪乳化成极细小的微粒，以便和胰脂肪酶充分接触，利于脂肪的消化、吸收。

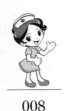

阑尾，说切就切可不行

很多人都觉得阑尾对人体是没用的，应该切除，留着它日后还可能变成一个"定时炸弹"，比如阑尾炎的发生。

阑尾炎的发病率的确很高，而且不管是急性还是慢性阑尾炎，疼起来都会让人生不如死，难道就因为如此，阑尾就可以随便切除吗？当然不是。其实这不过是以前大家对阑尾的认识不足而导致的误区。

阑尾位于盲肠末端、腹部右下方，是盲肠和回肠之间一根细长弯曲的盲管。阑尾根部连于盲肠后内侧壁，远端是闭锁并游离的，活动范围因人而异，而且受系膜等的影响，阑尾能伸至腹腔的任何方位。

随着医学水平的提高，专家提醒人们，虽然通过手术切除阑尾不会给人体带来永久性伤害，但会对人体健康产生负面影响。阑尾的管壁中含有大量大小不等的淋巴小结，它们对于人体的免疫功能而言至关重要，能分泌促进肠道蠕动的激素和与生长有关的激素等。因此，即使已经患上了阑尾炎，也最好不要轻易将阑尾切除，以防止免疫功能失调。此外，切除阑尾之后还有可能会出现一系列并发症，如肠粘连、肠梗阻、神经损伤、伤口感染、阑尾残端炎、瘢痕增生等，特别是瘢痕增生，会给患者日后的生活带来巨大的烦恼。对瘢痕体质者更不建议做阑尾切除手术。

　　对于年过六十的人来说，如果正在承受着阑尾炎的困扰，可以考虑将阑尾切除。因为胎儿出生之后，淋巴组织开始在阑尾内少量积聚起来，在 20～30 岁的时候达到高峰值，之后迅速下降，至 60 岁左右完全消失。因此，60 岁以上老人的阑尾可以切除，但是阑尾对于儿童、青少年来说有着重要作用。儿童、青少年具有发达的淋巴组织，它是人体的免疫器官之一，阑尾作为淋巴组织的存储者不可或缺。

　　此外，有研究表明，阑尾还可以帮助有益菌存活并进入结肠栖息繁殖，因此可以称阑尾为益生菌的"庇护所"，它对保持肠内细菌环境的平衡有一定的作用。因此，提醒大家打算切除阑尾时一定要慎重，尽量善待它而不是切除它。

胃肠年龄知多少，警惕早衰保健康

　　当有人问你年龄多大的时候，你也许只会想到自己的生理年龄，而不是胃肠的年龄。你一定会很疑惑，难道胃肠也有年龄吗？

　　肠道年龄主要指肠道内各种细菌的平衡程度，并通过这一点来预测肠道老化状态和现代生活疾病的发生率，进而评估人体健康状况。其评判标准就是有益菌比例。有益菌比例越高，肠道越年轻；反之，肠道就会越衰老。肠道年龄其实是随着人们的生理年龄不断增长的。

　　人刚出生时，肠道内几乎没有细菌，但是随着吃奶、喝水，各种细菌开始在体内"安营扎寨"。从婴儿出生的第 5 天开始，肠内就布满了双歧杆菌等能清洁肠道的有益菌群；从婴儿断奶转入正常饮食开始，肠道中的厌氧菌就开始逐渐增多，比如产气杆菌等，最多的时候会占肠道菌群的90%，有益菌群会迅速下降到10%；整个成年期，这种格局都不会有什么大改变；等到人体步入55～60岁这一老年阶段的时候，有益菌的数量会再度减少，有害菌群增多，比如产气荚膜杆菌等，此时肠道会经历一次明显的衰老过程。

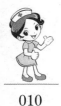

随着年龄的增长，肠道年龄也会增长，这是自然规律。一个健康人的肠道年龄和他的生理年龄相差不大，但是由于现代人种种不良的饮食、生活习惯，导致肠道提前衰老。肠道老化之后，就会出现便秘、急性或慢性腹泻、肠易激综合征等问题，导致人面色晦暗，皱纹增多，显得比同龄人老。

现在的年轻人，肠道明显老化的现象比比皆是，让人堪忧。主要是因为现代人普遍存在熬夜、节食减肥、过食肥甘厚味、饮食不规律、长期吃夜宵等不良习惯。此外，部分年轻人由于工作压力大、应酬多（过量饮酒）等而导致肠道菌群失调，使得肠道年龄普遍偏老。

肠道衰老会导致肠道内的毒素不断积累，肠道无法及时排毒，免疫屏障作用严重不足，各种代谢垃圾、毒素、病原菌就会直接进入血液，通过血液循环输送到全身各个地方，最终破坏心、肝、肾等重要器官，诱发心脑血管等方面疾病。

肠道是营养来源，一旦肠道衰老，人体健康也会受损，直接造成机体组织营养缺乏，易出现钙吸收障碍，形成骨质疏松和其他骨性关节病等。也就是说，肠道衰老了，人体也会加速衰老，所以一定要引起重视，提高警惕。

想让肠道拥有更年轻的状态，关键的一点就是保持大便畅通，清洁肠道，而要做到这一点，良好的饮食、生活习惯是必需的。

中医谈脾胃病的几大"罪魁祸首"

● 情志不畅，脾胃病多发

情志，亦称"七情"，即喜、怒、忧、思、悲、恐、惊7种情绪变化，是人体对外界客观事物不同情绪的反应。如果七情太过或不及，如突然、强烈或长期持久的情志刺激，超过了人体的正常心理承受能力，就会使人体气机紊乱，脏腑阴阳气血失调，较多见的是影响脾胃的正常功能。故情志的异常变化是脾胃病的常见病因之一。

七情之中，尤其是忧、思、怒对脾胃影响较大。如忧思过度，精神抑郁，常致脾胃气机不畅，脾的运化无力，胃的受纳失职，会出现脘腹胀满、不思饮食、嗳气、大便溏泄等。又如情志不舒，肝气郁结，或恼怒太过，肝气过盛，又常横逆乘脾犯胃，导致脾胃受伤，运化失常。肝气犯胃可见胸闷太息、胃脘胀痛；胃气失降，出现呃逆、呕吐、嗳气等症。如暴怒太过，肝气横逆上冲，血随气逆，并走于上，可致呕血，甚则昏厥猝死。

导致胃病的情志因素中，除了忧、思、怒以外，凡过惊、过恐、过悲皆可致病。如惊则气乱，恐则气下，悲则气缓；凡过度精神创伤，都可导致脾胃气机紊乱，进而升降失常，出现嗳气、反酸、呃逆、恶心、呕吐、腹痛等。

● "六淫"，百病之邪也

六淫，即"风、湿、燥、火、寒、暑"6种外感病邪的统称。风、寒、暑、湿、燥、火，在正常的情况下，称为"六气"，是自然界六种不同的气候变化。六气是万物生长的条件，当气候变化异常，六气发生太过或不及，便成为致病因素，侵犯人体引发疾病，这种情况下的六

第一章 懂胃肠才能养胃肠，有常识有健康

气，便称为"六淫"。胃病是六淫侵犯人体所引起的常见病症之一。由于六淫之邪具有不同的特性，所致的胃病亦各异。

（1）**外感风邪**。外感风邪可直接侵袭胃腑而致病。风邪侵入于胃后，胃气与风邪相搏，则出现颈项多汗，时时恶风，饮食不下，胃脘痞满的症状，谓之胃风，如《素问·至真要大论篇》所述："风淫所胜……民病胃脘当心而痛，上支两胁，鬲咽不通，饮食不下……食则呕，冷泄腹胀。"指出外感风邪可导致胃痛、呕吐、厌食、泄泻、腹胀、痞满等病症。风邪又常常与其他外邪相兼为病，如风寒相兼致病，多见于冬季，或冬末春初之际。风寒之邪侵犯人体，既易伤肺卫，出现感冒症状，又可直犯胃腑，引起胃气不和，而见厌食、呕吐、痞满、胃痛等症状。

（2）**湿邪致病**。湿邪致病，多由于气候潮湿，或久居湿地，或冒雨涉水。湿邪侵入脾胃，易于阻滞气机，常见胃脘痞胀，纳呆，胸闷，口中黏腻，或恶心呕吐，不思饮食等。

（3）**燥邪致病**。燥邪致病，多因秋季燥化太过，或过用、滥用温燥药物，或过食辛热温燥食物所引起的。燥属阳邪，多从热化。燥热之邪侵犯胃腑后，以伤津耗液为主要病变，导致胃肠失其濡养，气机不利，运化与传导失常，出现唇干舌燥，口渴少津，胃纳不佳，大便干结，排尿短少，甚则干呕呃逆，舌红少津等症。燥邪侵犯人体引起胃病，多有明显的季节性，尤其是素体阴虚的患者，在秋天燥邪盛行之时，其致病的易感性与症候表现尤为明显。

（4）**火邪致病**。火邪致病，多因气候炎热而感受火热病邪，或由风、寒、湿、燥等邪郁而化热。火热之邪侵犯胃腑，会耗伤胃阴，出现口燥咽干，尿黄便秘等；邪热阻滞胃腑，多见胃脘胀满疼痛；火热之邪烧伤胃络，迫血妄行，则见吐血便血。

（5）**寒为阴邪**。寒为阴邪，容易损伤人体阳气。冬季寒冷，如衣着单薄、起居失常或素体阳虚，偶触时令之寒，即令寒邪侵犯人体而容

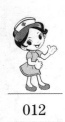

老中医教你胃肠病调养之道

于胃，脾胃阳气损伤，气机阻滞，胃的升降功能失常，则出现胃脘部冷痛、呕吐、呃逆等症。故而胃病在冬季发病率最高。

（6）**暑属阳邪**。暑属阳邪，其性炎热。夏暑之际，感受暑邪，伤及于胃，易于耗伤胃中津液，进而损伤胃气，以致气阴两虚，而出现口燥咽干，身热汗出，气短神疲，肢体困倦乏力，排尿短黄，舌红苔黄等症。

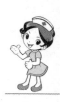

中医辨证分型治胃肠疾病疗效更好

胃肠是指胃、小肠、大肠，此处主要指胃和大肠病症的辨证，中医将小肠的实热证归于心火下移小肠，而小肠虚寒证候多归于脾虚之中，本节主要讲述胃病证候和大肠病证候的辨证方法。

胃病以受纳、腐熟功能障碍及胃失和降、胃气上逆为主要病理改变。临床主要症状包括：食少，脘胀或痛，呕恶、呃逆、嗳气等。大肠、小肠的病变主要反映传导功能和泌别清浊功能失常，其主要表现包括：一是大便的异常，如泄泻、便秘、下痢脓血等；二是腹胀、腹痛、肠鸣等腹部的症状。

汉代张仲景所著的《伤寒杂病论》确立了胃肠病的辨证论治基础，他将《黄帝内经》中的有关理论与临床实践紧密结合起来，确立了中医胃肠病的辨证基础。胃肠病的证候有虚实之分。虚证多因饮食不节，饥饱失常，久病失养，或因吐泻太过，或温热病后期，耗伤阴津，或年老阴血亏少等原因所致；实证多由饮食倍伤，或误食不洁之品，或寒邪、热邪内犯胃肠而成。胃肠病的中医辨证主要包括胃气虚证型、胃阴虚证型、胃阳虚证型、胃热（火）证型、寒犯胃肠型、食滞胃肠证型、胃腑气滞证型、胃腑血瘀证型、胃肠实热证型、大肠液亏证型、肠虚滑脱证型、肠道湿热证型、虫积肠道证型等类型。

胃肠病症是临床最常见的消化系统的病证，临证时要辨清病证在胃还是在肠，在此基础上进一步辨清其寒、热、虚实，但胃肠病以实证、热证居多，老弱之人则以虚、寒证或者虚实夹杂居多，临证当细辨之。

实证是指邪气过盛、脏腑功能活动亢盛所表现的症候。实证的形成，一是外感六淫邪气侵犯人体，二是由于脏腑功能失调，以致痰饮、水湿、瘀血等病理产物停留在体内所致。由于邪气的性质及所在的部位的不同。因此临床表现亦不一样。一般常见的有发热，形体壮实，声高气粗，精神烦躁，胸胁脘腹胀满，疼痛拒按，大便秘结或热痢下重，小便短赤，苔厚腻，脉实有力等。

热证指有一组热象的症状和体征。

虚症是指人体正气不足，脏腑功能减退所表现的证候，多见于素体虚弱，后天失调，或久病、重病之后，以及七情劳倦，房事过度所致的阴阳气血亏虚。但因气血阴阳虚损的程度不同，所以临床上又有血虚、气虚、阴虚、阳虚的区别。

寒证是指有一组寒象的症状和体征。

中医对胃肠病的治疗，有其独到的理论见解和治疗方法。在治疗过程中，只要辨证清楚，用药准确，方法得当，特别是对慢性胃肠病的治疗，可达到彻底治愈的目的。

消化性溃疡，包括胃和十二指肠溃疡。随着医疗技术的发展，医院在控制溃疡症状、预防并发症等方面，都有了很大的进步。较之以往，内科治疗率明显增高，溃疡愈合的周期大大缩短，并发症明显减少，手术率、死亡率显著降低。但是，由于消化性溃疡的特性，虽然采用根治幽门螺杆菌方法后溃疡复发率有所降低，但其较高的复发率仍然困扰着医生和患者。临床医疗实践总结得出：溃疡病在中医辨证中大多数属于

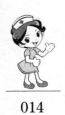
老中医教你胃肠病调养之道

虚证、虚寒证，以脾虚为主。也就是说，脾虚为消化性溃疡的中医病理机制，是产生溃疡的本质因素。

现代医学在治疗消化性溃疡时除了用西药抗溃疡、抗幽门螺杆菌外，还在中医辨证的基础上加用健脾益气的中药，结果发现溃疡的愈合质量提高、复发率下降。慢性胃炎、功能性消化不良、反流性食管炎以及肠易激综合征等病除了其自身的消化道症状外，往往还伴随着神经衰弱、自主神经功能失调，表现为情绪不稳定、忧郁、焦虑、愤懑、疑病、头痛、失眠、健忘、疲乏、精力难以集中、工作效率降低等神经功能失调的症状。患者对此非常痛苦。在这种情况下，单用西药效果往往不理想。而如果能采用中西医结合进行治疗，则疗效更佳。

胃肠不健康，多种疾病偏找"低免疫力"

中医上有句古话："欲无病，肠无渣；欲长寿，肠常清。"胃肠功能一切正常的时候，它就是吸收营养物质的主要场所，是生命健康的基石，但是如果不注意爱护胃肠，导致胃肠健康出问题，它就会成为健康的杀手，不利于身体各个器官组织的健康。

其实，人体内最容易受疾病困扰的器官就是大肠，因为大肠的主要工作是清理、排泄人体的代谢废物，如果身体一直没有办法把废物有效排出体外，任其大量堆积在肠道内发酵腐败，大肠就会发生各种病变，时间久了，病变甚至会致死，这并不是危言耸听。

经常心情不好或者饮食习惯不好的人，结肠运动容易变得迟缓，功能降低。但是，为了让通过结肠吸收进入血液的毒素量达到最小，肠壁就会分泌大量黏液困住毒素，这些黏液只是留住毒素不让它们进入血液，而不能消灭毒素，久而久之积累得越多，再加上肠道之中有一些没被消化掉的腐败食物残渣，混合毒素残渣之后会逐渐形成宿便，之后就出现便秘、结肠健康恶化等情况。

此外，积累在体内的毒素还会被再次吸收进入血液，随着血液流入人体各个器官和细胞，污染全身，威胁身体健康。总而言之，肠道卫生影响着身体内部各个组织的状态。如果想彻底清洁身体各个组织，应当从清洁肠道开始。

肠道排毒不畅，也会增加其他代谢器官的负担，比如肝、肾、肺、皮肤、淋巴。其中，肝脏是负担最重的器官，必须不断将毒素分解，通过胆汁把毒素排出体外；否则，胆汁中的成分就会发生改变，变得浓稠浑浊，形成胆结石，杀灭胆汁中的有益菌，破坏肠道内环境，让肠道的消化能力变得更加衰弱，时间久了就会形成恶性循环。

正常的新陈代谢、消化吸收和排泄可以维持肠道和身体健康。保持肠道健康，进入血液的毒素就会减少，身体负担减轻，健康也会更有保障。

老中医教你胃肠病调养之道

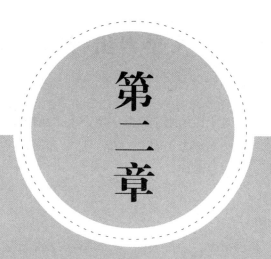

第二章

上医治未病，胃肠预警别马虎

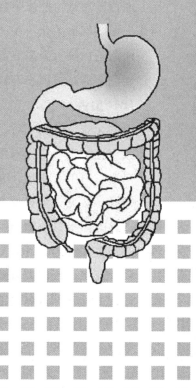

中医诊疗，及早看出胃肠道疾病

　　望、闻、问、切是中医的基本诊断手法，大多数情况下，通过观察患者的外在状态就能大致判断其健康状况。那么如何通过望、闻、问、切看出一个人是否患胃肠病呢？

● 望诊

（1）望神情

　　脾胃虚衰：精神不振、目无神采、声低懒言、倦怠健忘、困倦思睡。

　　胃热气盛：精神亢奋、面红目赤，甚则登高而歌，弃衣而走。

　　胃气欲绝：危重患者，原无食欲，突然食欲增强，是脾胃气衰败至极的表现。

（2）望面色

　　面色萎黄则可能患有慢性胃肠病，如慢性胃肠炎等，因脾胃虚弱、运化失司、气血生化不足所致。

　　面色苍白则可能患有急性胃肠出血。

　　面色晦滞则可能患有胃肠肿瘤。

（3）望舌

　　口中无味，饮食不香，食而不知其味，又称口淡乏味，多因脾胃气虚而致。正常人口中无异常味觉，也属口淡范畴。

　　口甜。口中有甜味，又称口甘。若口甜伴有头重身乏，脘闷不舒，口干咽燥，多见于脾胃湿热证。

　　口黏腻。指口中黏而不爽。若口黏腻伴有苔厚腻，渴而不想喝，胸闷恶心，多属湿困脾胃。

　　口中反酸。指口中有酸味感，若口酸伴有胸满胁痛，嗳气不舒，大便不调，可见于肝胃蕴热证。若口中酸腐，多见于伤食证。

口苦。指口中味苦的感觉，属热证的表现。若口苦伴身热口渴，小便赤短，多属热证，见于伏邪温病初起。若口苦伴咽干，胸胁胀满，小便黄，大便干，多属肝胆火旺，可见于火邪为病和肝胆郁热之证。

口咸。多属肾病及寒证。应及时调整自己的口味，不要一味吃过于重口味的食物，要适当注意，刻意吃得清淡一点。

（4）望呕吐物

呕吐物清稀无臭，多是寒呕，多由脾胃虚寒或寒邪犯胃所致。

呕吐物酸臭秽浊，多为热呕。因邪热犯胃，胃有实热所致。

呕吐痰涎清水，量多，多是痰饮内阻于胃。

呕吐物夹有不消化食物，腐酸味臭，多属食积。

呕吐频发频止，呕吐不化食物而少有酸腐，多为肝气犯胃所致。

呕吐黄绿苦水，多因肝胆郁热或肝胆湿热所致。

呕吐鲜血或紫暗有块，夹杂食物残渣，多因胃有积热或肝火犯胃，或素有瘀血所致。

（5）望大便

大便溏薄、水粪相杂者为脾虚夹湿，可见于慢性胃肠炎症、功能性胃肠疾病等。

大便量多，夹有未消化食物，秽臭不堪，为宿食停滞。

大便黏冻，夹带腔血，多为肠道湿热，表现为痢疾、溃疡性结肠炎等病症。

大便色黑如柏油状，多为上消化道出血。

大便夹有鲜血，多见于痔疮、肛裂、大肠息肉、大肠癌等疾病。

大便干结多为胃肠积热。

● 闻诊

（1）闻声

说话、呕吐、呃逆、嗳气，声音高亢有力多为实证、热证。

说话、呕吐、呃逆、嗳气，声音低沉无力多为虚证、寒证。

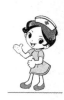

（2）闻气味

口气秽浊为消化不良。

口气酸臭为胃有宿食。

口中腥气为胃肠虚寒。

大便臭秽为胃腑有热。

矢气（放屁）气味酸臭，多为宿食停滞。

● **问诊**

（1）脘腹部疼痛

胀痛：脘腹部胀满伴疼痛，胀痛部位常游走不定，或引及两胁，或嗳气、矢气（放屁）则舒。脘腹部胀痛往往与情绪和饮食有关，常为肝郁气滞，肝胃不和。

隐痛：脘腹部不适，隐隐作痛，绵绵不断，或疼痛较轻，可以忍受，喜温喜按，为脾胃虚弱。

刺痛：脘腹部疼痛如针刺样，痛有定处。舌质紫暗或有瘀点，或舌下静脉增粗，为络脉瘀阻。

绞痛：指发作性的剧烈疼痛，也可呈间歇性发作，为伤食、受寒，或有形之邪阻滞，见于急性胃肠炎、缺血性肠病等。如疼痛持续加剧，用一般解痉药治疗无效，疼痛向全腹扩散，腹肌紧张，不能按压，常提示有溃疡穿孔、肠梗阻、腹膜炎的可能。

（2）脘腹部冷热

脘腹部或少腹冷痛、喜热饮，多属寒邪侵袭或脾胃虚寒。

脘腹部灼热、喜冷饮，大多属胃肠郁热。

（3）食欲

食少、倦怠，属脾胃气虚。

纳呆、脘闷、口苦，属湿热中阻。

厌食、嗳气酸腐、脘腹胀痛，属食滞内停。

胃肠的各种声音，你知道在提示什么吗

我们常常能听到自己的肚子发出的"咕噜噜"声音，多数人并不在意这种响声，认为只是肚子饿了或是肚子中有气。其实这种现象并不仅仅代表着胃肠换气，更多时候，它是胃肠消化不良、慢性胃炎所导致的。

中医上讲的胃肠声音主要包括以下几种：呕吐声、呃逆声、嗳气声、肠鸣声。

● 呕吐声

大家可能不会忽视这种声音，因为通常呕吐时身体比较难受，多是由于晕车、怀孕、精神紧张、受刺激气味影响、咽部受刺激等。不同状况的呕吐声音不同，就诊时医生会根据声音的不同来辨别寒热虚实。

● 呃逆声

呃逆是一种正常的生理现象，一般是由于饮食过快、饮酒刺激、吸入冷空气等造成，中医也可以根据呃逆声判断我们的身体素质。

● 嗳气声

所谓嗳气，就是胃气上冲到咽喉而发出的声音，正常情况下我们是不用担心嗳气声的。但是若嗳气时还带有腐蚀气味，且腹胀腹痛，则说明胃肠是由积食造成的，应尽早就医。

若是嗳气现象频频出现，而且声音很大，还会随着情绪的波动而加重或减轻，属于肝气犯胃。

若是嗳气声很小，也没有不良气味，但是食欲不佳，多数情况下是脾胃气虚。

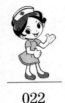
● **肠鸣音**

当肠管蠕动时，肠腔内气体和液体随之流动，产生一种断续的气过水声（或咕噜声），这就是肠鸣音。其实肠鸣音不光是指我们"饿了"或是"水喝多了"。更多的情况，它预示着我们的胃肠可能不适。如果肠鸣音非常响亮，而且人体感到腹部冷痛，甚至有便溏的现象，很可能是寒湿犯脾；如果胃内有水声，是脾的运化功能失常致使水停留在胃中。我们平时所听到的肠鸣音，也可能预示着肠炎的发生。当肠内菌群失调时，各种细菌在肠内进行发酵，会产生大量气体，使胃肠中的内容物运动幅度过大，或超出常规移动，进而出现肠鸣音的现象。

所以，日常生活中我们要多关注胃肠所发出的声音，不能总是认为所有的声音都是正常现象，这样很可能会给我们的身体埋下隐患，导致胃肠疾病的发生。

通过改善我们的饮食习惯，可以减少一些预示身体疾病的胃肠声音，如：吃饭时要细嚼慢咽、喝水时忌暴饮、少吃生冷食物等。

通过我们对胃肠音的重视和合理的饮食习惯，肯定能较好地改善我们的身体健康状况，平时多听听自己的胃肠音，多关注一下胃肠的状况，健康就会越来越近。

一吃胃就胀，补胃阴去虚热

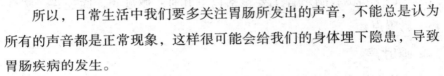

生活中，经常会有人出现胃部隐痛的症状，不过多数人并不在意，岂不知这很可能是胃病发出的警报。

很多人都喜欢吃辛辣刺激之物，岂不知过食辛辣刺激的食物容易诱发胃病，还会使胃病长时间不愈，引起发热症状；或心情不好，气郁化火，都容易耗伤胃阴，导致胃阴不足，中医称这种情况为胃阴虚。

说到这儿可能有人会疑惑，何为胃阴？胃阴即胃的津液，有濡润、滋养胃肠的作用。胃喜润恶燥，胃阴不足会导致胃失濡养，虚热郁在胃内，影响胃的功能。胃阴虚的主要表现为胃脘部隐隐作痛，即使饿了也是看什么都没食欲，稍微吃点东西就胃胀，经常口干咽燥，而且有大便干结、干呕、打嗝、舌头发红等症状。

从中医的角度上说，水火相济，水和火平衡才可以让脏腑和谐，人才能有健康的身体。胃阴就相当于水，胃阳相当于火，一旦人体内的"水"少了，"火"就会相对变旺，人体就会出现上火的症状。这种"火"为虚火，调养的关键在于养阴，只有"水"上来了，"火"的势头才能逐渐消减下去。因此，胃阴虚调养的关键就是养阴益胃。

具有养胃阴功效的食物包括牛奶、鸡蛋、鸭肉、银耳、枇杷、乌梅、燕窝等，也可以在医生的指导下服些麦冬、川斛、桑叶、茯神、白芍等中药，进而生津养阴。

可以熬一碗银耳雪梨汤来吃：取雪梨1个，银耳3克，枸杞子10克，冰糖适量。将银耳泡发后剪去黄色部分，洗净；雪梨洗净后去皮切丁；锅洗净后放入银耳、雪梨、枸杞子、冰糖，倒入适量清水，开大火煮沸后转小火炖15分钟至雪梨熟软即可。此食疗方中的银耳有滋阴生津的功效；雪梨清热生津、滋阴润燥，适合由于肺胃阴虚而上火者食用。秋季天气干燥，燥邪伤阴津，喝此汤能润肺、滋胃阴。

胃阴虚者平时要尽量少吃会加重胃阴虚和虚火症状的食物，如狗肉、羊肉、草鱼、辣椒、小茴香、大蒜、干姜、芥菜、荔枝、桂圆等热性食物。

不过在此提醒大家注意一点：胃阴虚的人经常会出现上火症状，这种火是虚火，虚火应当补，但不能清火，吃清火药时表面上是缓解了上火症状，一旦停药，则易反弹，甚至会加重上火症状。而且清火

第二章 上医治未病，胃肠预警别马虎

药多为苦寒之品，过量服用会伤害脾胃之气，影响到脾胃之消化、吸收的功能。

吃饭不香，警惕胃肠健康"闪红灯"

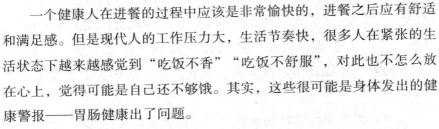

老中医教你胃肠病调养之道

一个健康人在进餐的过程中应该是非常愉快的，进餐之后应有舒适和满足感。但是现代人的工作压力大，生活节奏快，很多人在紧张的生活状态下越来越感觉到"吃饭不香""吃饭不舒服"，对此也不怎么放在心上，觉得可能是自己还不够饿。其实，这些很可能是身体发出的健康警报——胃肠健康出了问题。

（1）进餐之前腹痛，进餐后疼痛消失，多为十二指肠球部溃疡。

（2）食欲下降，有饱腹感，上腹部疼痛无规律，服用抗酸剂没有效果，而且伴随着消瘦乏力，要警惕胃癌。

（3）自觉食欲很好，但是反复出现进食时感觉食管中有异物阻挡，发展为吞咽困难，从吃固体食物到吃流食，而且逐渐消瘦，要警惕食管癌的可能性。

（4）饱餐或进食油腻食品后出现右上腹胀痛，而且放射到右侧肩胛骨下方或肩部者，多为胆囊炎或胆结石症。

（5）饭后、站立、劳累后腹胀加重，平卧的时候症状减轻，经常厌食、气短，有的时候便秘或腹泻，身体较为瘦弱者，多是胃下垂的征兆。

（6）进餐半小时后出现腹痛、有饥饿感，同时上腹隐痛，吐酸水，很可能是患上了早期胃炎或胃溃疡。

（7）饭后1小时出现上腹部或胸骨后烧灼感或灼痛，吃饭的过程中出现呕吐的情况，多为反流性食管炎。

（8）饭后不久就出现呕吐者，多是出现了胃及十二指肠病变。

（9）饭后数小时呕吐大量隔夜发酵食物的人，多发生了慢性胃肠道梗阻性病变。

吃不下饭，当胃肠疾病找上你

胃肠疾病并不是突然发生的，它在发生之前总会给人一些警示，比如腹痛、腹泻、便秘等，而最直观的就是吃不下饭。

表面上，吃不下饭只是因为不饿，可如果是长期吃不下饭，即使饿了也不想吃饭，那就是生病了。虽然对"以瘦为美"的人来说似乎是件好事，但这对身体健康的危害是不容小觑的。

那么吃不下饭究竟是什么原因导致的呢？

首先，过度的体力劳动或脑力劳动可能会导致胃壁供血不足，使得胃的消化功能变差，食欲下降，还可能是情绪过度紧张导致的。现代人的生活节奏快，工作压力大，人很容易失眠、焦虑、紧张，最终导致胃分泌胃酸的能力失调，诱发食欲不振。

此外，饮食没有规律，经常是饥一顿、饱一顿，导致胃不断处在饥饿的状态，久而久之就会损伤胃黏膜，导致食欲下降。暴饮暴食同样会让胃过度扩张，轻者损伤胃黏膜，引起食欲下降，重者诱发胃穿孔。经常吃冷食，特别是临睡前吃冷食易诱发胃寒，出现恶心、呕吐、食欲下降等症状。而且晚餐过饱肯定会加重胃肠负担，导致胃液分泌紊乱，易诱发食欲下降。

经常吸烟酗酒的人常常没有食欲。因为酒精会损伤舌头上的味蕾，而且会直接损伤胃黏膜，如果胃溃疡、慢性胃炎患者酗酒，会加重病情，甚至诱发胃及十二指肠穿孔。吸烟对胃黏膜的危害也是非常大的，长期吸烟易诱发慢性胃炎。

总之，不规律的饮食会导致脾胃不和、受纳运化失健，最终引发食欲下降。

除了上述病情较轻的疾病可能导致食欲下降，以下几种较重的疾病也可能导致食欲下降，如胃癌、肺结核、尿毒症、心力衰竭、肝炎、肝硬化、慢性肾功能衰竭等。还有一种神经性厌食症，患者除了不想吃饭外身体一切正常，哪怕已经饥饿难耐、重度营养不良，他们也没有食欲。

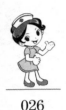

老中医教你胃肠病调养之道

接下来列举几种常见的食欲不振症状可能预示的疾病：

（1）**伤风感冒**：突然不思饮食，鼻塞流涕，舌苔白腻，口淡无味。

（2）**肝胆疾病**：食欲下降，看到油腻的东西就反胃恶心，上腹满胀，皮肤发黄，困乏无力，口苦头痛。

（3）**胃溃疡**：没有食欲，进食后半小时至 2 小时上腹疼痛，偏左有压痛感。

（4）**脾胃功能失调**：食欲下降，看到食物就反胃，便溏，闻到气味就觉得不悦，或者吃油腻食物就腹泻。

（5）**胃下垂**：没有胃口，吃东西后腹胀症状加重，平卧减轻，经常出现胃痛、恶心，偶尔便秘或腹泻，体型瘦长。

（6）**胆道疾病**：非常讨厌油腻性食物，若食入会引起右上腹疼痛，而且会放射到右肩部位。

在此提醒大家注意一点，厌食是胃癌早期唯一的信号，特别是 40 岁以上的人，一旦出现不明原因的顽固性厌食，且病情发展迅速，那么很可能是胃癌或消化系统肿瘤，要及早就医确诊。

呕血，及时确诊对症治疗

呕血是指患者呕吐血液，是上消化道（包括食管、胃、十二指肠）出血的一个症状。引起呕血的原因很多，其中最常见的是胃、十二指肠溃疡，急性胃黏膜病变引起的胃、十二指肠黏膜出血；其次是肝硬化引起的食管静脉曲张破裂出血，这是最严重的出血；还有其他原因如慢性糜烂性胃炎、胃癌、胃黏膜脱垂症、食管炎、食管癌等。

临床上，患者多先感到恶心，然后血液从口中呕出，继之有黑色大便排出。呕出的血液性状取决于出血量及其在胃内停留的时间，如出血量较少，血液在胃中停留的时间较长，由于血红蛋白受胃酸的作用转化为酸化正铁血红素，则呕吐物呈咖啡残渣样的棕黑色。如果出血量大且在胃内停留时间短，呕出的血液则呈暗红色。呕血同时可伴有皮肤苍白、身体发凉、乏力、出冷汗、头晕、心悸等症状，严重者可出现脉搏细弱、呼吸加快、血压下降、休克等症状。

一旦有休克发生，说明失血量在1000毫升以上，检查血常规可发现红细胞数量和血红蛋白数量急剧减少，这时候应及时抢救，否则会有生命危险。呕血时最重要的是镇静，要让患者平卧休息，不要紧张，注意防止吐出来的血呛到气管里。

如果患者呕吐大量鲜血，要立即送到医院；如果呕吐的是咖啡样液体，量也不太多，那么暂时不会有太大的危险。不过，呕血时还是要特别注意患者的情况，包括精神状况、面色、脉搏是否快而弱、手脚是否冰凉、是否出冷汗等，无论呕血是急性还是慢性，都要立刻到医院检查。为了弄清呕血的原因，常常需要做紧急胃镜检查，检查最好在出血还没有停止时进行，因为这样比较容易找到出血的部位和原因。

第二章　上医治未病，胃肠预警别马虎

恶心呕吐，非孕期出现不可小觑

胃肠是人体健康的基础，一直"埋头"在人体内兢兢业业地工作着。表面上我们的胃肠非常强健、任劳任怨，在你进食的时候及时为你消化食物，并将其转化成营养物质，但实际上，它也有脆弱的时候，也有自己的"小性子"。

胃肠疾病的发病率之所以那么高，除了由于人们对胃肠的不重视之外，还有个重要原因就是胃肠疾病的隐秘性，多数胃肠疾病在发病初期并没有明显的症状，等到发现疾病的时候，往往已经"病入膏肓"，因此，平时一定要警惕胃肠疾病的发病警告，比如恶心呕吐。

出现恶心呕吐的症状，很多人都会联想到"孕早期"，其实排除掉怀孕的因素外，它很可能是胃肠疾病的预警信号。

从严格意义上说，恶心呕吐是两个不同的症状，只是这两个症状往往同时出现，恶心呕吐的诱因很多，一般根据其诱因采取相应的治疗措施。

通常而言，如果继发恶心呕吐，呕吐之后胃内会感觉到很轻松，多属于胃源性呕吐。这种恶心呕吐若是伴随着胃胀、呃酸腐气，多为进食过量导致的消化不良，只要控制饮食、保持静养，则不用进行特殊处理；如果伴随着胃痛，多为急性或慢性胃炎所致，可选择调理脾胃的中药、抗生素进行治疗；如果伴随着剧烈腹痛、腹泻，很可能是食物中毒，应当及时将患者送至医院进行救治。

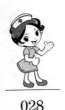

口干口苦喜生冷是胃热证，胃火、肠火一同泄

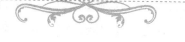

胃热证即人们常说的胃肠积热，又叫胃实火证。此类病证通常发生在喜食辛辣、温热食物，或者湿邪化燥化热者的身上。有胃热证的人经常面红身热、五心烦热、小便黄赤、便秘、口干口苦、口腔有异味，而且喜食生冷食物。

胃热证还能分为胃热和肠热两种：胃热为主者会感到胃内有明显的灼热疼痛感，易饿，食欲上升；以肠热为主者，大便干结甚至便秘，还伴随着腹痛、腹胀等消化不良症状。

临床上，患急性酒精性胃炎、出血性胃炎、上消化道出血、习惯性便秘者，多出现或伴随着胃肠热证。

胃火实热者应当注意清热祛火。胃热者平时应适当吃些性质寒凉，有清胃火、泻肠热作用的食物，如绿豆、绿豆芽、冬瓜、白菜、茭白、西瓜、香蕉、梨等。板蓝根、菊花、夏枯草等中药能清热祛火，适当服用能清除胃肠之热，不过不能过量服用，以免耗伤脾胃之气。

胃热的人不宜吃补阳助热的食物，如狗肉、羊肉、虾、桂圆、荔枝、薤白、辣椒、茴香、肉桂、胡椒、大蒜等，否则会加重胃热的症状。

想要改善胃热，还有个简单有效的方法——按摩内庭穴。内庭穴位于足部，在足背，第2、3跖骨结合部前方凹陷处，为胃经上的荥穴，而荥穴是热证、上火的克星，因此，按摩内庭穴就如同打开了泻火通道，有祛胃火、化积滞的作用。

由于胃热而牙痛、头痛、口臭、咽喉肿痛者，可以每天晚上取内庭穴，用拇指指腹按摩5分钟，能缓解上述症状。或者用按摩棒点按，刺激的效果更佳。

第二章 上医治未病，胃肠预警别马虎

在此提醒大家注意一点，胃热证与胃阴虚证都会表现出上火症状，区别就是胃热证是实火，而胃阴虚是虚火。实火者常口干口渴，伴随着口腔异味、便秘、尿黄等症，饮水量大，尤其是喜欢喝冷水，脾气大，爱发火，易出汗；虚火者会反复口腔溃疡、五心烦热，不管喝多少水都会觉得口渴，而且伴随着眼睛干涩、失眠烦躁、眩晕、耳鸣等症。火可以灼烧津液，实火证得不到及时调养，会朝着虚火的方向发展，进而出现虚实夹杂症状。治疗的过程中应当区分是实火还是虚火，防止误诊而加重病情。

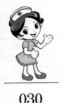

腹部常有坠胀感，中气下陷要补阳

中气下陷是一种中医病证名，也指中医病机。中气下陷属气陷证的一种，多是由气虚发展而来的，指的是脾气虚损，升举无力，气机下陷，降多升少，对脏腑维系升举之力下降，内脏器官的位置相对下移，脾气虚陷，导致清浊升降失调，清阳不升，浊气不降，所以会出现少腹胀满重坠、便意频频的症状，引发胃下垂、肾下垂、子宫脱垂、脱肛等病症。

中气下陷主要包括两方面，一是脾气虚，二是脾气下陷。脾气久虚会导致脾阳或肾阳不足，因此，调理中气下陷，除了要益气健脾、升阳举陷，还要温补脾肾。有益气升阳作用的食材包括小米、南瓜、山药、红枣、粳米、香菇、红糖、猪肚等，能温补脾肾的食材有羊肉、桂圆等，中气下陷者平时可搭配此类食材烹调菜肴。

有补中益气作用的中药材包括黄芪、党参、人参、西洋参等，能升举下陷脾气的中药材有升麻、柴胡、桔梗、桂枝等，能温补脾肾的中药材有补骨脂、炮附子、肉桂、干姜等，中气下陷者可以在医师的指导下用药。

还有一个简单有效的方法能调理中气下陷——艾灸大包穴。大包穴为脾经上的络穴，刺激大包穴能调脾经之气血，有效改善脾气下陷导致的胃胀、胃痛、腹部坠胀感、食欲下降、大便滑泄、气短乏力、头晕眼花等症。

大包穴位于腋窝下6寸，和乳头平行处。每天艾灸大包穴不但可以益脾气，还能温脾阳。

此外提醒中气下陷的患者注意一点，平时要少吃性质寒凉的食物，如苦瓜、黄瓜、西瓜、冬瓜等，防止耗损脾气，加重中气不足的症状。脾气虚者最好不吃此类食物。

大便不成形，寒湿脾虚早驱寒

寒湿困脾指的是寒湿内盛、阻困中阳导致的症状，多为饮食不节、嗜食生冷，或淋浴摄水，居住在潮湿的地方导致内湿素盛等因素引起的。

每到夏季，很多人都喜欢吃生冷、寒凉的食物，或者淋雨后未能及时擦干，或者居住的地方过于潮湿等，寒湿入体，最先侵犯的就是脾胃，进而导致寒湿困脾。此类患者的主要症状为：腹部胀闷、口水黏稠、嘴淡乏味、食欲缺乏、反酸、恶心、呕吐、腹痛、便溏、头痛乃至身体困重、面色萎黄、晦暗、手脚轻微水肿；女性寒湿困脾还会出现白带不断的情况。

想知道自己是否寒湿困脾，最简单的方法就是观察自己的大便，寒湿困脾者大便经常软而无形，或者粘在马桶上不容易被冲掉。《黄帝内经》上记载了此证的治法——"寒者热之"，可以用温热性质的食物或药物驱走体内寒湿。比如桂圆、红枣、羊肉、狗肉、生姜等。

艾灸是非常不错的祛除寒湿的方法，艾叶性温，有非常好的祛寒燥湿作用，身体寒湿重者，每天艾灸 10~15 分钟，可以让家人帮忙艾灸脾俞穴（位于第 11 胸椎棘突下，旁开 1.5 寸），能暖脾阳、祛寒湿。脾胃的其他问题也可通过艾灸进行调理。

身体湿重者，除了用艾灸，还可搭配好饮食，平时应当更加谨慎，避免吃生冷、寒凉之品，夏季时切忌贪凉、大量喝冷饮或吃凉菜，冬季注意做好腹部保暖，忌食生冷食物。

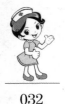
老中医教你胃肠病调养之道

便血，提高警惕早确诊

便血即指血液从肛门而出，或随大便夹杂而下，或下纯血。因胃肠病出现的便血应与下痢脓血相区别。下痢脓血者，多呈脓血杂下，并有明显的腹痛等症状；而因胃肠病出现的便血则表现为大便时血自下，无脓样物，且无明显的腹痛等症状。

便血通常是由于下胃肠道（空肠、回肠、结肠）出血而引起，出血的原因有肿瘤、溃疡、炎症、血管畸形等。下胃肠道出血时，大便颜色之所以比较红，是因为血液在肠道中停留的时间较短，没有因消化液的作用而变性的缘故。

由于病因不同，便血也有各种特点。升结肠的病变如阿米巴痢疾、升结肠癌、溃疡性结肠炎等，会有果酱样大便；患急性溃疡性结肠炎时，大便会像洗肉的水一样；结肠肿瘤坏死或结肠血管畸形时，会有鲜红色血便；小肠有肿瘤、血管畸形时会有暗红色血便。

出现便血的时候应采取以下措施进行纠正：

（1）养成定时大便的习惯，大便以稀糊状为佳。

（2）少做增加腹压的动作，如下蹲、屏气，忌久坐、久立、久行和劳累过度。

（3）忌食辛热、油腻、粗糙、多渣的食品；忌烟酒、咖啡。多食具有清肠热、滋润营养黏膜、通便止血作用的食品，如生梨汁、藕汁、马蹄汁、芦根汁、芹菜汁、胡萝卜、白萝卜（熟食）、苦瓜、茄子、黄瓜、菠菜、黄花菜、包菜、蛋黄、苹果、无花果、香蕉、黑芝麻、核桃肉、白木耳等。

（4）保持开朗的心情，勿郁怒动火。因为心境不宽、烦躁忧郁会使肠黏膜收缩，导致血行不畅。

（5）减少房事。房事过频会使肠黏膜充血，加重出血。

第二章 上医治未病，胃肠预警别马虎

胃部隐痛防气虚，补气养胃保健康

长时间饮食不节、思虑过度、劳倦过度，或者经常呕吐、腹泻未痊愈，都会导致胃受纳、腐熟水谷的功能减弱，胃失和降，即为胃气虚。胃气虚的主要症状为胸脘痞闷，不思饮食，消化不良，甚至食入反吐，便溏，唇色淡白等。此时人体能感受到的主要症状就是胃部隐痛感，如果用手按胃部，疼痛感会有所减弱，而且吃食物后疼痛能有所缓解，一旦饥饿则疼痛会再次发作。

"病从口入"这句话并非没有根据，尤其是对于胃病患者来说，很多人的胃病都是吃出来的，胃气虚也是一样的。

现代人，尤其是年轻人，喜欢吃生冷食物，喝冰镇饮料，岂不知这样做正是在一点点消耗自己体内的正气，让胃气逐渐变得虚弱。胃气虚患者更要避免摄入此类食物。

胃气虚者平时可以适当吃些具有养胃功效的食物，如鲫鱼、鳝鱼、牛肉、猪肉、猪肚、鸡肉、红枣、白扁豆等。此外，人参、黄芪、党参、甘草等中药也有益气养胃的功效，胃气虚应当遵医嘱服用。

中医上有两个治疗胃气虚的经典方。一个是四君子汤：取人参12克，白术、茯苓各10克，甘草4.5克，水煎服。本方甘温，有益气养胃的功效。另一个是黄芪建中汤：取黄芪30克，桂枝、芍药、炙甘草、红枣、生姜各10克，水煎取汁，加饴糖饮服。本方有益气、温中、补虚的功效。

如果觉得中药苦口难服，还可选择外敷的方法。外用烫熨法：麸皮50克，拌炒生姜渣25克，炒热后用布包裹，揉熨患处。此方可治疗胃虚痞满。暖脐膏：此膏剂在中药店就能买到，由沉香、小茴香、乳香、肉桂、麝香等中药组成，每次取1张，用微火化开，贴在肚脐上，适用于胃脘虚痛、寒痛者。

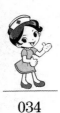

身体容易出血属脾不统血，止血更要补血

脾有统摄血液的功效，可以让血液在脉络里正常运行而不外溢，脾气虚弱，无法摄血，则血不循经而外溢，发生出血，此即为脾不统血。脾不统血的主要症状就是慢性出血症。比如月经量多、崩漏，或是便血、鼻出血、鼻下出血等。脾不统血主要由脾气虚弱所致，因此患者也会表现出脾气虚弱的症状，如面色萎黄或苍白、四肢无力、身体消瘦、沉默寡言、精神不振、易疲惫、便溏等。

脾气虚弱无法摄血是脾不统血的主要根源，因此对于脾不统血所致的各种出血症状，治疗的重点就是益气健脾、摄血止血。可以适当吃些有益气摄血功效的食物，如牛肉、羊肉、红枣、山药、桂圆等；也可以遵医嘱服用一些有益气健脾、养血摄血作用的中药，如酸枣仁、当归、黄芪等，有出血症状者可以在医生指导下服此类中药。

如果因为脾气虚而出血，光止血是不够的，还要注意补血，以防贫血。补血的食物包括黑木耳、动物血、动物肝、桂圆肉、红苋菜等。

一般情况下，鼻出血的人都会仰头或用纸巾塞鼻进行止血，岂不知这两种方法都是错误的。鼻出血的时候仰着头，鼻腔中的血很容易流入呼吸道，造成呛咳，甚至会导致窒息。将纸巾塞入鼻内，纸巾很容易和破损的鼻黏膜粘连，取纸巾时，会导致本来就已经结痂的鼻黏膜再次受伤而出血。鼻出血的正确应对方法：流鼻血的时候要立刻坐下来，身体稍微向前倾，张开嘴巴，用嘴呼吸，用拇指、食指按压鼻翼两侧的迎香穴（位于鼻翼两旁的凹陷点，按压时有些酸胀感），直到止血。

疲倦体乏属脾胃湿热，应健脾祛湿除积热

中医认为，风、寒、暑、湿、燥、火六邪之中，最难缠的就是湿邪，而且有云："千寒易除，一湿难去。"湿邪经常会和其他邪气勾结在一起危害人体健康，比如遇到热的时候就会形成湿热，湿热蕴结在哪，就会对哪产生危害。

湿热蕴结在脾胃，会使脾胃运化受阻，进而出现全身湿热的症状，也就是脾胃湿热证，中医称其为中焦湿热。

饮食不节、过食肥甘厚味之品，都是导致湿热内蕴脾胃的主要原因。此外，过度思虑、情志不畅会影响肝之疏泄，进而影响脾升胃降的功能，让脾失健运而生湿，湿郁化热，湿热就会滞留在脾胃。

脾胃湿热的症状主要包括：脘腹痞满、体倦身重、大便溏泻或黏滞、身体发热、口苦、口渴而不多饮、尿少而黄、黄疸、女性白带异常等。临床上，慢性胃炎、脂肪肝、高脂血症、胃反酸、湿疹等疾病都和脾胃湿热有着很大的关系。

脾胃湿热者调治的关键就是清热利湿。脾能运化水湿，脾气充足则运化有力，水湿自除，因此，脾胃湿热者还应当兼顾健脾益气。

常见的清热除湿的食材有：金银花、菊花、芦根、荷叶、苦瓜、丝瓜、芥菜、莲藕、鸭肉等。常见的健脾燥湿的中药材有：淮山药、薏苡仁、芡实、莲子、党参、白扁豆等。

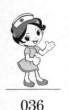

除此之外，脾胃湿热的人还要注意忌食下列食物：性质温热，有补益助热作用的食物，如狗肉、羊肉、鸡肉、海参、荔枝、桂圆等。味辛辣性温热，容易助热生火的食物，如韭菜、辣椒、肉桂、干姜、生姜、茴香、大蒜等。滋腻味厚，易生湿、加重湿热证的食物，如糯米、西瓜、松子、肥肉等。

脾胃湿热者，可以通过按摩阴陵泉穴来益气健脾、利水除湿、通利三焦、通经活络、补肾养肝等，能辅助治疗湿邪内蕴而致的食欲下降、眩晕、小便不利、失禁、肾炎、腹水、肠炎、黄疸、遗精、阳痿、前列腺炎、各种妇科炎症等。阳陵泉穴位于小腿内侧，膝下胫骨内侧凹陷处，具体按摩疗法：分别用双手的大拇指或中指、食指指腹按阴陵泉穴；轻柔、均匀、和缓地沿着顺时针的方向按摩2分钟，之后点按半分钟；再沿着逆时针的方向按摩2分钟，同时点按半分钟；每天早晚分别按摩1次，也可以两个穴位同时按摩。

还可以按摩委中穴来泻热清暑、凉血解毒，此穴为膀胱经湿热水气聚集的地方。委中穴位于腘横纹中点，肱二头肌肌腱和半腱肌肌腱中间，按压能感受到动脉的搏动。应每天按摩此穴3~5分钟。

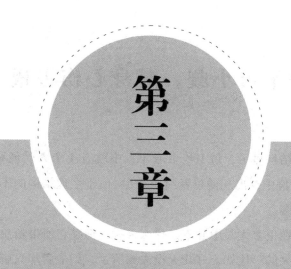

第三章

胃肠疾病的危害，
你究竟了解多少

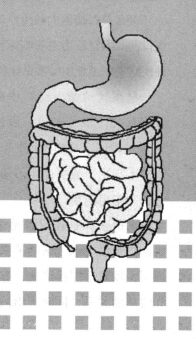

便秘不可小觑，对身心伤害极大

老中医教你胃肠病调养之道

　　一项调查结果显示，每100个成年人中就有4个人受便秘的困扰；60岁以上的人群中，出现便秘者约占1/5；由于生理结构的不同，便秘以女性患者居多。

　　便秘虽然在很多人眼中并不是什么大病，但是它所带给患者身心上的痛苦却是巨大的。比如，好几天没去厕所了，到最后却只解出一个硬币大小的大便，有腹部胀满、排便不尽的感觉；还有的便秘患者因为粪便长期滞留在肠道，代谢废物不能及时排出而长出痘痘，后背、脸上都是；更有甚者，因为便秘而出现口臭，人人避之不及；或是因便秘而长了痔疮，坐卧不安，等等。

　　便秘就是指因大肠传导功能失常而导致的大便排出困难，以排便时间或排便间隔延长为主要临床特征的大肠病证。它既是独立的病证，也是多种疾病发生过程中的常见症状。但最常见的还是胃肠疾病引起的便秘。

　　早在《黄帝内经》中就已经认识到便秘和脾胃受寒、肠中有热、肾病有关，如《素问·厥论篇》曰："太阴之厥，则腹满脏胀，后不利。"《素问·举痛论篇》曰："热气留于小肠，肠中痛，瘅热焦渴，则坚干不得出，故痛而闭不通矣。"《灵枢·邪气脏腑病形》曰："肾脉微急，为不得前后。"

　　名医张仲景在《景岳全书》中提出了寒、热、虚、实不同的发病机制，列举了承气汤的苦寒泻下，麻子仁丸养阴润下，厚朴三物汤理气通下，以及蜜煎导诸法，有些方剂沿用至今。名医李东垣强调饮食劳逸和便秘的关系，同时指出治疗便秘不能擅用泻药，如《兰室秘藏·大便结燥门》谓："若饥饱失节，劳役过度，损伤胃气，及食辛热厚味之物，而助火邪，伏于血中，耗散真阴，津液亏少，故大便燥结……大抵治病，不可一概用巴豆、牵牛之类下之，损其津液，燥结愈甚，复下复结，极则以至引导于下而不通，遂成不救。"

便秘的发病原因大致可归为以下几类：

● 胃肠积热

素体阳盛，或热病之后，余热留恋，或肺热肺燥，下移大肠，或过食肥甘厚味、辛辣刺激，或过服热药，都可导致胃肠积热，耗伤津液，肠道干涩，大便干燥，排出不畅，形成所谓的"热秘"。

● 气机郁滞

忧愁思虑，脾伤气结；或抑郁恼怒，肝郁气滞；或久坐少动，气机不利，都会导致腑气郁滞，通降失常，传导失职，糟粕内停，下行受阻，或是虽有便意却排不出，或出而不畅，或大便干结而成气秘。

● 阴寒积滞

过食生冷，凝滞胃肠；或外感寒邪危及胃肠；或过食寒凉，阴寒内结，都会导致阴寒内盛，凝滞胃肠，传导失常，糟粕无法下行，出现冷秘。

● 气虚阳衰

饮食劳倦，脾胃受损；或身体虚弱，阳气不足；或年老体弱，气虚阳衰；或久病产后，正气未复；或过食生冷，损伤阳气；或苦寒攻伐，伤阳耗气，都会导致气虚阳衰，气虚则大肠传导无力，阳虚则肠道缺乏温煦，阴寒内结，排便无力，导致排便时间延长，形成便秘。

● 阴亏血少

素体阴虚；津亏血少；或病后产后，阴血虚少；或失血夺汗，伤津亡血；或年高体弱，阴血亏虚；或过食辛香燥热，损耗阴血，都会导致阴亏血少，血虚则大肠不荣，阴亏则大肠干涩，肠道失润，大便干结，

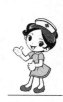

第三章 胃肠疾病的危害，你究竟了解多少

便下困难，就形成了便秘。

这些病机经常同时出现或相互转化，但都以虚实为纲，冷秘、热秘、气秘属实，阴阳气血不足导致的虚秘属虚。虚实之间会相互转化或同时出现。

腹泻，不一定是病，可能危及生命

腹泻俗称"拉肚子"，中医认为："泄泻之本，无不由于脾胃。"此病多为感受外邪，如湿热、暑湿、寒湿之邪；情志所伤，忧思郁怒而致肝失疏泄，横逆犯脾；饮食不节，过食肥甘厚味，或进食不洁腐败之物等所致。

很多人都有腹泻的经历，情况不严重时坚持一下就挺过去了；如果情况比较严重，人们大多买些治疗腹泻的药服下，只有到上吐下泻的地步才会选择就医。

腹泻是一种常见症状，主要表现包括：排便次数明显增多，粪便稀，或者流黄稀水、绿色稀糊，散发出酸臭味。腹泻经常会伴随着排便急迫感，排便的过程中会伴随着腹痛、下坠、肛门灼痛等感觉。腹泻有急性、慢性之分，急性腹泻者可能每天排便十次以上，而慢性腹泻的周期相对较长。

腹泻的发病率较高，虽然不是什么大病，但也不能忽视，因为很多小病也可能会致命。有时候，腹泻还可能是癌症的征兆。如果腹泻持续的时间比较长，或者短时间内多次发生腹泻，应当及时就医。

如果排便的习惯和大便性状发生了改变，很可能预示着是直肠癌早期，因肿块及其分泌物刺激肠道，会让大小便规律的人突然变得大便频繁或显著减少，便秘与腹泻交替出现，早上起床后腹泻等。尤其是同时伴发黏液血便、脓血便、便中带血呈鲜红色或果酱色等，或原因不明的贫血、消瘦、无力时，一定要提高警惕。

胰腺被胃和横结肠遮盖，常规检查很难发现，所以胰腺癌的早期诊断率是非常低的。因胰腺的分泌液不足，部分慢性胰腺炎与胰腺癌的患者会出现腹泻，所以上腹部不适、反复腹泻、脂肪泻、消化不良、腰背疼痛、非胆结石等引起的黄疸，不明原因的体重减轻等症状都要提高警惕，及早到医院进行检查。

有资料显示，约一半的原发性肝癌患者在确诊前有腹泻症状，每天2～20次不等，为肿瘤引起的消化吸收或分泌功能紊乱导致的。所以，腹泻是肝癌不可忽视的症状之一，但其没有特异性。中老年人，尤其是慢性肝炎或肝硬化患者，腹部右上方不适、肝区肿大、闷痛并逐渐加重，或食欲不振、逐渐消瘦者，要尽早到医院接受彩超、肝功能、甲胎蛋白等检查。

如果突然出现原因不明的腹泻、大便呈黑色，而且伴随有食欲下降、体弱乏力、恶心、胃部灼热感、上腹隐痛或胀痛等症状时，应当考虑肿瘤的可能性。尤其是 40 岁上的中年人，或慢性消化道溃疡患者，出现上述症状时应及时到医院做胃镜等检查。

痢疾最容易侵扰儿童

痢疾是一种常见的肠道传染病，很容易发生在 7 岁以下的小朋友身上，很多家长都非常害怕自己的孩子得上这种病。因为一旦发生，孩子就会吃什么拉什么，到最后不仅营养吸收不了，整个人还无精打采的。

《医学纲目》上有记载："小儿痢疾，大抵多由脾胃不和，饮食过伤，停滞不能克化，又为乳母恣食生冷热毒厚味以传之，又为风温湿热之邪以干之，故有此疾。"小儿痢疾多为外受湿热疫毒之气，内伤饮食生冷，积滞于肠中而致。《内经》称本病为"肠澼""赤沃"，指出感受外邪、饮食不节两个主要的致病因素。《难经》称之为"大瘕泄"：指出"大瘕泄者，里急后重，数至圊而不能便。"《丹溪心法》进一步阐明痢疾具有流行性、传染性："时疫作痢，一方一家，上下相染相似。"而且论述了痢疾的病因以"湿热为本"，提出通因通用的治痢原则。

痢疾的主要症状为：呕吐、腹痛、腹泻、发热等。一般来说，患了痢疾之后体温会高达 40 摄氏度，而且会伴随全身不适，并引起腹痛。痢疾所致的腹泻，一天可能会导致排便数次至几十次不等，具体表现为脓血便、黏液便，伴随着明显或不明显的里急后重现象。

临床上将痢疾分为普通型、轻型、重型、中毒型四种类型。普通型、轻型的症状较轻，但重型以上的痢疾引起的呕吐、腹痛、里急后重都很明显，排脓血便每天甚至达到数十次，有的还会出现脱水和酸中毒症状。因此，对于重型痢疾千万不可大意。

最严重的是中毒型痢疾，主要发生在 3～7 岁儿童身上，一定要引起家长的高度重视。通常而言，中毒型痢疾发病初期腹痛、腹泻等消化道症状不明显，但是会出现严重的毒血症症状，发病迅速而急剧，体温会迅速升至 40～41 摄氏度，并伴随着头痛、畏寒、惊厥或循环障碍等症状，甚至突然发生休克，通常要经过 24～48 小时后才会出现消化道症状。

夏季是痢疾的高发季节，如果发现突然高热、惊厥或昏迷的患儿，无论是否腹泻，都要考虑中毒型痢疾的可能，应迅速送至医院，及早确诊和抢救，千万不能因为没有拉肚子而拖延或轻视。

痢疾的主要传播途径是粪便，而痢疾患者的大便中含大量的痢疾杆

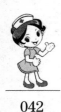

老中医教你胃肠病调养之道

菌，是痢疾的主要传染源。人一旦吃下被痢疾患者和带菌者粪便污染过的食物或接触被污染的器具，都会诱发痢疾。

夏季时痢疾易发作，并和疾病的传播者——苍蝇有密切关系，因为苍蝇喜欢待在厕所等又脏又臭的地方，它的脚上有大量的毛，会携带痢疾杆菌飞到人们的食物或用具上，就会将痢疾杆菌传染给人类，使痢疾的发病率上升。

如果孩子吃下被污染的食物或瓜果，玩过被污染的玩具，没洗手就直接吃饭，或者吮吸手指，痢疾杆菌就可能乘虚而入，这就是为什么医生总是强调"饭前便后要洗手"。

所以，想要预防痢疾，关键还是注意饮食卫生。不要吃腐败变质的食物，不吃被苍蝇、蟑螂污染过的食物，饭前便后要洗手，吃新鲜果蔬前要将其多洗几遍，或者削皮吃，平时避免暴饮暴食，让痢疾杆菌与我们"擦肩而过"。

胃炎，这病实在太普遍

现代人的工作、生活节奏紧张，常常饮食不规律，来不及吃早饭就匆匆忙忙去上班，中午吃快餐，晚饭就吃路边摊，时间久了，胃炎、胃溃疡就找上门了。患上胃炎后不仅难受，而且亏待了自己的身体，苦不堪言。胃不舒服，整个人的状态都会变得不好，但人离不开"食"，和"食"有直接关系的就是胃。多数人都患过胃病，尤其是胃炎。

西药治疗胃炎多以减少胃酸分泌为主，虽然短时间内就能见效，但在缓和胃炎的同时也减少了食物在胃内的消化吸收。许多人因此而求治于中医。

胃炎是常见的胃部疾病，包括慢性胃炎、急性胃炎两大类。中医认为，胃炎的主要诱因是气机不畅，通则不痛、痛则不通。因此，爱生气者、湿热体质者、瘀血阻滞者均易患胃炎，应从清除湿热、瘀血、理气调中来防治胃炎。

慢性胃炎可以分为肝胃郁热证、脾胃不和证、胃阴不足证、脾胃虚寒证四种证型，对不同的证型采用的饮食调养方法也是不同的。

肝胃郁热证：主要症状包括胃脘胀闷，口苦口干有异味，大便偏干，胃痛心烦，舌黄厚腻，年轻人脸上易长痤疮。此类患者要注意尽量少吃辛辣食物，戒烟限酒，少喝浓茶，少吃快餐、肉类、煎炸食物；可以适当熬些银耳羹、鲫鱼糯米粥来吃；每天吃些新鲜果蔬，如苦瓜、黄瓜、丝瓜、荸荠等。

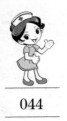

老中医 教你胃肠病调养之道

● 脾胃不和证

主要症状包括进餐后胃内饱胀，打嗝反酸，腹胀，食欲差。此类患者犯病期间可以熬些白萝卜汤来喝，或是将萝卜切成细丝后和花椒、大茴香一同炒炖至软烂服食。胃酸分泌过多者要禁食肉汤，可适当喝些牛奶、豆浆，吃些馒头，均能中和胃酸。胸腹胀满、嗝声不断者可取橘皮15克、柿蒂10克、姜汁适量，一同放入锅中熬汁饮服。

● 胃阴不足证

主要症状包括进食无味，口干咽燥，手脚心热，舌红少苔。此类患者多见于萎缩性胃炎，胃酸分泌量减少。犯病期间适当喝些肉汤、鸡汤等，进而刺激胃液分泌，促进消化；口干咽燥者可以熬些鸭梨冰糖服食；长期调理者，可以熬上一碗山药枸杞玉竹粥，有生津健脾之功，上腹胀满者在粥快熟时加入5克玫瑰花，继续煮一会儿即可食用。

● 脾胃虚寒证

主要症状包括腹胀腹满，食欲差，乏力怕冷，受凉或吃油腻食物后易犯病，舌淡苔白。此类患者在饮食上要注意避免吃生冷、高纤维食物,如红薯、芹菜、土豆、韭菜等,烹调时以炖、煨为主。虚寒体质、手脚怕冷者应适当吃些能助阳的药膳,如萝卜羊肉汤;食少便溏、四肢乏力者可在煮粥时放入山药、莲子、桂圆、红枣等。

急性胃肠炎主要因为进食含病原菌及其毒素的食物,或饮食不当所致,发病急,多在进餐后 1~24 小时发病,主要症状包括:恶心、呕吐、腹痛、腹泻、食欲下降等,一般 1~2 天即可好转。症状严重者会伴随着发热、脱水、休克等中毒症状,一经发现,要及早就医。除了药物治疗,饮食调养也有助于病情的恢复,禁食期、急性期病情比较严重,排便次数增多,经常伴随着呕吐、脱水、电解质紊乱等,此时禁食让胃肠道处在休息状态,通过静脉输液来补充水分、电解质,病情较轻者可以服用糖盐水,以补充水分和盐,缓解电解质紊乱。呕吐停止之后宜选择流质软食,遵循少食多餐的原则,每天吃六七餐,以米汤、藕粉等为主;等到症状缓解,排便次数减少的时候改为全流质,如莲子米糊、蛋羹等,尽量少吃产气和脂肪含量高的食物。

胃溃疡,胃黏膜的"自我消化"

胃溃疡就是指胃黏膜在某种情况下被胃内的消化液消化造成的溃疡,属于消化性溃疡中的一种。除了胃,十二指肠、食管都可能发生溃疡,但以胃溃疡最为常见。

所谓胃溃疡,其实就是胃酸将胃黏膜消化掉的过程。正常情况下,胃黏膜可以把胃酸挡在外面,一旦胃黏膜屏障遭受攻击、被破坏,就可能被逐渐消化,时间长了就会形成胃溃疡。

那么是什么导致的胃黏膜被破坏呢?答案是幽门螺旋杆菌感染、某些药物的影响（比如非甾体抗炎药、抗凝药等）、工作劳累、饮食不规律、紧张等。根据病变的程度不同，可以分为红斑、糜烂、溃疡三种类型。其中，红斑是炎症刺激导致的，糜烂是黏膜表面的破损，溃疡造成的损伤超过黏膜肌层。

胃溃疡的发生率非常高，平均每 10 人中就有 1 人患有胃溃疡，男性的发病率高于女性。如果经常出现胃痛和柏油便，而且胃痛有以下性质，就要考虑可能是患上胃溃疡了：

（1）疼痛部位在上腹中部，稍偏左或偏右。

（2）疼痛通常不剧烈，比较轻，可以耐受得住，一般是隐痛、钝痛、胀痛或烧灼痛，也有患者出现"饥饿痛"。

（3）疼痛的发作和饮食有密切关系，多发生在餐后 1 小时内，经过 1～2 小时症状可逐渐得到缓解，夜间很少会痛。除了会有胃痛的症状，胃溃疡患者还可能出现反酸、嗳气、胃灼热、腹胀、恶心、呕吐、食欲不振等症状。不过在此提醒大家注意一点，还有 15%～35% 的胃溃疡患者没有任何症状。这些胃溃疡病有可能终身未被发现，也可能在体检时被偶然发现，但一旦发病就容易出现胃出血、胃穿孔等致命的并发症。

胃出血、胃穿孔，生命安全受威胁

胃溃疡一旦控制不好，就可能造成胃出血、胃穿孔、幽门梗阻等。

很多人都听说过喝酒导致胃出血的例子，这不是危言耸听。大量的酒精刺激对胃黏膜的破坏是非常大的，导致胃酸突破胃黏膜屏障，引起急性溃疡。长期的酒精性刺激会导致胃酸长时间分泌异常，最终诱发胃溃疡。如果胃出血，身体血容量会下降，首先出现头晕，之后就是血压

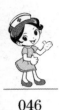

下降。如果患者平时血压就很低，此时感觉不明显；可如果平时血压高，此时血压一下子接近底线，那么很可能是出血量已经很大，存在休克的风险。

一般来说，胃出血患者大便较频繁，但每次不是腹泻，大便呈柏油样的黑亮颜色。患者刚大便完又有便意，说明可能是急性出血，必须及时医治。

很多人都存在"哪疼就吃止痛药"的误区，岂不知这种做法很可能会延误最佳的治病时机。有些胃溃疡患者有长期不良嗜好，生活压力大、生活节奏快，溃疡后出现突发疼痛，多可能是出血，甚至胃穿孔。尤其是胃穿孔比较大的时候，出血量较多，需要内科和外科联合抢救，因此越早处理越好，拖得时间越久，身体功能下降越多，对生命安全的威胁越大。

十二指肠溃疡，早发现、早治疗

最初，医学界并没有对胃溃疡和十二指肠溃疡进行明确的划分，而是将它们作为一种疾病来诊治，因为它们的发病都是胃酸作用的结果，容易发生在幽门两侧，而且不易愈合，愈合之后易复发，且都可能引起出血、穿孔、幽门梗阻等并发症，部分患者需要进行外科治疗。

随着医学的发展和研究的深入，专家发现胃溃疡和十二指肠溃疡有很多不同之处。首先，引起溃疡的病因不同，胃溃疡的发病机制主要是胃黏膜屏障功能减弱，而十二指肠溃疡发病的主要原因是胃酸持续增高。一旦胃酸攻破消化道黏膜，突破防守的屏障，人就会患溃疡病；如果消化道黏膜拦截住胃酸，守住屏障，人就能保持健康。

十二指肠溃疡的初期症状通常表现为胃部疼痛，然后就会引发恶心或呕吐症状，出现这种症状时一定要去医院检查和治疗，千万不能盲目用药。发生十二指肠溃疡时，如果不及时治疗，很可能会引起一系列对身体健康造成危害的并发症。首先是引发出血性急症，这一症状通常发生在大便时。十二指肠溃疡患者多会出现头晕或面色苍白、出冷汗、四肢无力、血压下降的症状，最严重时甚至会引发休克。如果出血量较多，甚至会危及生命安全。如果对十二指肠溃疡不及时治疗，就会引发溃疡穿孔，引起腹膜炎，产生剧烈腹痛，不及时抢救甚至会危及患者的生命安全。

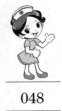

老中医教你胃肠病调养之道

胃癌，胃肠疾病中的第一杀手

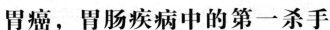

中医上有对"噎膈""反胃""胃脘痛"等名词的记载，从临床症状上看，都和胃癌、贲门癌有关。胃癌通常属于"噎膈""反胃"的范畴。

早在《黄帝内经》中就有对噎膈的描述："三阳结胃之膈……饮食不下，膈咽不通，食则吐。"《景岳全书·噎膈》指出："噎膈一证，必一忧愁思虑，积劳积郁或酒色过度，损伤而成。盖忧思过则气结，气结则施化不行；酒色过度则伤阴，阴伤则精血枯涸；气不行则噎膈病于上，精血枯涸则燥结病于下。"《景岳全书·反胃》中提出："虚在下焦，而朝食暮出，或食入久而反出者，其则在阳，非补命门以扶脾土之母，则火无以化，中无济也。"

虽然"噎膈""反胃"等症状可以在一定程度上反映出胃癌的临床症状，可它并不等同于胃癌，所以出现此类症状不过是功能性症状。胃癌的中医诊断仍然需要结合现代医学的检查手段。

胃癌是一种涉及整体的全身性疾病的局部表现，主要诱因为：饮食不节、情志失调、劳倦内伤、感受外邪等，导致机体阴阳失衡，脏腑功能失调，出现食滞、气滞、痰结、邪毒内壅等病理性改变，最终导致癥瘕积聚，形成癌肿。

气机失调是胃癌发生的重要诱因，患者发病前大多长期郁闷忧愁，或者精神上遭受了某种打击无法解脱。有人将胃癌的病理改变分成三个阶段，第一阶段：情志不遂，肝气不舒或饮食不节，导致脾胃受损，肝胃不和，脾胃气滞，此阶段病情较轻。第二阶段：肝气郁滞，气机失宣，阻于血络，血滞成瘀，痰瘀互结，最终积累而发病，此阶段如果延误治疗，阳气耗损，气血瘀滞，脾胃失调，就会导致气血亏虚；另一方面，新血不生，瘀血不去，就会形成癥瘕，加重病情。第三阶段：患者已经气血大亏，而且存在痰瘀症积等邪实的现象，形成本虚标实的体质，导致治疗困难，攻邪又恐伤正，扶正又恐壅邪，应当慎重处理扶正和祛邪的关系。

癌症发生的根本原因就是体内阴阳失调，组织细胞在不同致癌因素的持续作用下突变而诱发的，因此中医在治疗癌症的时候坚持以调和阴阳、增强免疫力为主，进而提升器官功能。

阑尾炎，痛起来真要命

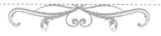

阑尾炎是一种常见疾病，可以急性发作，比如突然发生腹痛；可以慢性发作，比如右下腹不适，隐隐作痛。阑尾位于人体的右下腹，因此一旦患上阑尾炎，就会引起右下腹疼痛。腹部疼痛是阑尾炎的常见症状，此外还会引起转移性腹痛，也就是发病初期上腹部脐周围疼痛，经过几个小时或半天之后，左右腹痛转移至右下腹部，一般呈持续性疼痛，可阵发性加重。患者多屈右腿侧躺，无法直腰走路，婴儿经常会通过阵发性哭闹表达腹痛，患儿多卧床不敢动或呻吟拒食。

除此之外，阑尾炎还会引起恶心、呕吐、便秘等症状。发热和出热汗是阑尾炎的常见症状，特别是阑尾炎发病后几个小时会发热，通常会达到高热。食欲不振、腹胀、右下腹部压痛也是阑尾炎的常见体征。如果还伴随着肌肉紧张，该点有压痛、抵抗，则更能确诊为阑尾炎。

中医将阑尾炎归于"肠痈"的范畴。早在《黄帝内经》中就有对阑尾炎病因的论述，如《素问·厥论》上有记载："少阳厥逆，机关不利，机关不利者，腰不可以行，项不可以顾，发为肠痈。"东汉张仲景的《金匮要略》中有对其病机的记载："肠痈之为病，其身甲错，腹皮急，按之濡，如肿状，腹无积聚，身无热，脉数，此为肠内有痈脓……肠痈者，少腹肿痞，按之即痛，如淋，小便自调，时时发热，自汗出，复恶寒，其脉迟紧者，脓未成，可下之，当有血。脉洪数者，脓已成，不可下也。"而且提出了成脓与否的鉴别方法和治疗禁忌。

中医认为此病为热毒内聚、瘀结在肠内而生的痈肿，所以治疗时以清热解毒、通腑消痈为主，哪怕是痰、湿、浊、瘀内蕴，在应用祛痰、燥湿、涤浊、化瘀等方法时，也以荡涤通下为主，"六腑以通为用"为原则。当然，具体治疗时还要根据不同症候的患者体质、证情的寒热虚实等采取不同措施。

● **热毒说**

认为阑尾炎为内热炽盛、蕴和不散、热毒留驻肠内、热盛而肉腐所致。治疗时应当以泻下热毒、消痈散结为主。常用方剂为大承气汤。

● **热瘀说**

《诸病源候论》中记载，阑尾炎的病因是："寒温不适，喜怒无度，使邪气与营卫相干，在于肠内，遇热加之，血气蕴积，结聚成痈，热积不散，血肉腐败，化而成脓。"其病机为气滞血瘀、热瘀壅聚。治疗当清热解毒、行气止痛散结。

● **虚寒说**

阑尾炎通常表现为高热、右下腹痛、舌红、苔黄、脉滑数，证属热毒内盛。如果仅出现右少腹疼痛，喜按喜温，形寒怯冷，小溲清长，便溏，舌淡齿痕，舌苔白润，脉细濡滑或迟弱，应属中阳不振、寒客阑门之证，治疗应以温中散寒、理气止痛为主。

慢性结肠炎易复发，小心引发癌症

慢性结肠炎是一种慢性、反复发作、多发的，以结肠、乙状结肠、直肠为发病部位，因各种致病原因导致肠道性溃疡、出血病变的疾病。临床症状包括：左下腹痛、腹泻、里急后重、便下黏液、便秘或腹泻交替发生、时好时坏，缠绵不断，反复发作。通常因致病原因分为特异性（有明显致病原因）和非特异性（致病原因不明）结肠炎。

中医认为，结肠炎的发生和饮食不节、情志失调、房事过度导致脾肝肾功能障碍有关。脾胃为人体后天之本，主运化水谷精微，胃主收纳，是水谷之海；肝主疏泄，肝气调达，则疏泄利于脾胃之气的升降；肾是先天之本，命门火衰，无法温煦脾阳，就会导致泄泻，之后逐渐发展成此病。

通常而言，慢性疾病的病程都很长，病情缠绵难愈，患者通常不会感觉特别痛苦，但是慢性结肠炎是特例。尤其是溃疡性结肠炎患者，其大便带黏液和脓血，自身感觉非常痛苦。

慢性溃疡性结肠炎的早期主要症状是血性腹泻，其他症状还有腹

第三章 胃肠疾病的危害，你究竟了解多少

痛、便血、体重减轻、里急后重、呕吐等，偶尔会出现关节炎、虹膜睫状体炎、肝功能障碍、皮肤病等。大部分慢性溃疡性结肠炎表现为慢性、低恶性，小部分表现为频繁性腹泻，每天 30 次以上，而且伴随着高热、腹痛，让人痛不欲生。有研究表明，此病迁延不愈和炎性病变的加重，导致直肠癌的患病率也会增加。

每年死于直肠癌的患者人数都在逐步增加，但是大部分结肠炎患者并没有因此而提高警惕、重视此病，总认为便秘、腹泻、肠鸣、腹痛没有关系，吃点消炎药就可以了，岂不知，如果不彻底治愈结肠炎，导致病情反复发作，由轻到重，久治不愈，就会逐渐发展成慢性结肠炎。慢性结肠炎易引起多重并发炎症，如大量便血，导致患者由于失血过多而休克；肠炎感染会导致肠道狭窄；肠溃疡任意发作易造成肠穿孔，死亡率高达41%；而且5%的结肠炎会发生癌变，最终发展成结肠癌。

很多年轻人对此缺乏足够的认识，在发病初期未认识到结肠炎的危害，认为此病可不治自愈，导致病情逐渐加重，治疗难度大大增加。还有的患者轻信偏方秘方，擅自用药，结果越治越严重；有的患者经常掩盖病情发展，最终出现中毒性肠扩张、肠狭窄、肠穿孔、肠息肉、结肠癌等严重并发症。对于已经患了结肠炎的人，更应当重视自己的病情。

结肠炎的诱因很多：一是自身免疫力低下，二是病原体感染，归根结底，后者也是自身免疫力低下导致的。预防应当从以下两方面着手：一是增强人体免疫力，增加体内白细胞的数量；二是促进人体淋巴排毒，淋巴排毒可以排出病原体分泌的毒素，抑制病原体的生存环境，减缓病原体繁殖。如此一来，白细胞增多，病原体减少，最终会被消灭掉。此外，结肠炎的发生还和遗传基因、精神因素有关，所以，在生活和工作中应当懂得排解自己的压力，保持愉悦的心情，降低结肠炎的发病概率。

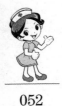

接下来推荐几个药浴治疗慢性结肠炎的中药方剂，应用之前请严遵医嘱。

方一：取鲜萹草 500 克，苦参 50 克。将鲜萹草洗净，同苦参一起入锅，加清水 2000 毫升，煎数沸，待水剩 1200 毫升左右时，取药汁入脚盆，先熏蒸，待温度适宜时泡洗双脚。每日 2 次，每次 40 分钟，10 日为 1 个疗程。本方对慢性结肠炎有很好的疗效。

方二：鲜车前草、鲜萹草各 100 克。加清水适量浸泡 10 分钟后，水煎取汁，放入脚盆中，待温度适宜时泡脚。每次 30 分钟，每日 2 次，连续 5 日为 1 个疗程。本方清热解毒，适用于慢性结肠炎。

方三：取苍术、白术各 30 克。将苍术和白术择净，置于药罐中，加水 2000 毫升，浸泡 5 ~ 10 分钟后，水煎取汁，置于浴盆中，待温度适宜时浴足。每次 10 ~ 30 分钟，每日 2 次，每日 1 剂，7 剂为 1 个疗程，连用 3 ~ 5 个疗程。本方健脾利湿，适用于慢性结肠炎久泻不止，肢软乏力。

肠易激综合征，压力过大引发肠道"抗议"

俗话说得好："有压力才有动力"，但并不是说压力越大越好。尤其对于现代人而言，工作、生活节奏加快，心理压力增大，久而久之，就患上了"肠易激综合征"。

很多人都出现过这种现象：不明原因地拉肚子，到医院检查没什么病，其实这就是肠易激综合征。这种疾病表现为胃肠道系统症状，但实际上是心理原因惹的祸。

肠易激综合征是一种以中青年为主要发病群体，有反复发作特点的功能性肠道疾病。本病临床表现有进食后腹痛，排出水样便，粪便臭味浓，排便次数多，排便后腹胀，食欲不振。若发现症状，应及早治疗。

● 肠易激综合征的危害

危害1：影响身体健康。自从患者得病之后，经常出现腹痛腹泻症状，且吃不下东西，会日渐消瘦。如果病症不减轻，患者长期营养不良、贫血，还会出现困倦疲乏、口干舌燥、心慌气短的症状。严重者甚至头发干燥，面色无光，脱发，注意力不集中，头晕目眩。

危害2：影响工作质量。患者得病，身体不舒服，什么事情都不想做；即使能集中精力做事，经常跑厕所，工作效率也会下降；为了赶工作进度，经常加班熬夜，吃快餐，疾病会持续加重，困扰着自己。严重时，患者甚至要请假待在家里休息。

危害3：身体抵抗力下降。患者容易得病，长期服药，疾病久治不愈，身体抵抗力自然下降。如果不做好护理，细菌入侵，并发其他疾病，治疗难度会大大增加，治疗时间也会延长，个别患者甚至要住院治疗。

危害4：影响情绪。自从得病后，患者每天的心情都会受疾病影响。当症状出现，腹痛腹泻时，患者会感到痛苦和烦躁；当症状减轻，患者会开心；当症状影响工作，被上级领导责备，患者会非常愤怒；当症状持续出现，患者要卧床休息，伴侣来照顾时，患者会感动。

● 如何改善肠易激综合征

（1）积极调整个人的情绪，保持良好的心理状态。有些患者虽经各项检查，没有发现任何问题，但仍心存疑惑，怀疑自己患了不治之症，在这种心理状态下，肠易激综合征很难完全治愈。引导患者性格开朗、遇事豁达、自得其乐，是预防和治疗本病的最好措施。

（2）改变不正常的生活习惯，做到起居有时、张弛有度。

（3）有心理障碍者应进行心理治疗。

（4）进行有规律、适当的运动以强身健体。

（5）控制饮食，定时定量，忌辛辣刺激性食物，注意饮食卫生。

（6）观察症状与饮食的关系，避免食入不能耐受的食物。有些食物在肠道中能产生很多气体，会加重腹痛和腹部不适的症状，应尽量减少摄入，这些食物包括奶制品、大豆、白扁豆、红薯、洋葱、葡萄干、碳酸饮料等。便秘患者应多吃一些麸皮、芹菜、大葱、韭菜等高纤维食物和花生、核桃等果仁类食物。

直肠癌，最有治愈可能的癌症

直肠癌患者，特别是中晚期患者，大多存在排便次数增多，伴随着肛门坠胀、脱出，甚至肿瘤局部渗液等症状，让患者非常痛苦。

很多人都觉得直肠癌并不常见，其实不然，你知道吗？在我国，直肠癌的发病率仅次于胃癌和肺癌，位居第三，近年来，有时它会在癌症排行榜中跃居第二。在我国，平均每5分钟就有1人死于直肠癌，它也是非常常见的消化道恶性肿瘤之一，超过40岁的男性更是易患。

有专家表示，在北上广等大城市的白领人群中，直肠癌的发病率尤为偏高，而且出现年轻化的趋势。有科学家甚至预测，直肠癌的发病率可能在未来几年内超过肺癌和胃癌。这和城市化加剧和人群饮食结构的改变有很大的关系。处于高强度工作压力下的都市白领更要密切关注和预防。

虽然到目前为止，直肠癌的病因尚未十分清楚，但可以肯定的是，它的发病和环境、饮食习惯、遗传等因素有关。其实，饮食和生活方式几乎是所有癌症的诱发因素。目前基本公认，动物脂肪、蛋白质摄入过高及食物纤维摄入不足是直肠癌发生的高危因素。此外，直肠息肉也是直肠癌的高危因素。

虽然直肠癌的病因尚未清楚，但是如果能及早发现，治愈的概率也就更大一些。直肠癌生长得很慢，潜伏期较长，93%的直肠癌来源于腺瘤（一种癌前病变），从腺瘤发展到癌需5~7年，如果我们都进行便隐血检测，可以让直肠癌的死亡率降低33%。

直肠癌虽然可以防治，但是在我国，却有超过80%的直肠癌患者确诊时已发展到中晚期，早期诊断率仅有10%~15%，而且早期直肠癌的术后存活率高达90%~95%，甚至更高，而晚期存活率只有5%。

和很多癌症一样，早期直肠癌并没有明显症状，等发展到一定程度之后，就会出现血便、脓血便、里急后重、便秘、腹泻等，排便习惯也会发生改变，而且大便会逐渐变细，晚期则会出现排便梗阻、消瘦甚至恶病质等。等到癌细胞扩散，侵犯到膀胱、尿道、阴道等周围脏器时，还会出现尿路刺激症状、阴道流出粪液、骶部及会阴部疼痛、下肢水肿等，这时候患者的生活质量和生命安全已经很难得到保障了。

正由于直肠癌早期没有明显的特异性症状，因此更要提高警惕，如果出现了大便出血的症状，应当接受进一步检查，以排查肿瘤的可能性。如果属于直肠癌高危人群，最好能够把便隐血检测列入体检项目中。

特别是有"将军肚"的中年男性，更要多加留心。因为很多医院里的直肠癌患者几乎都是肥胖者，其中绝大多数是重度肥胖，尤其是中段肥胖，即肚子较大的人患直肠癌的概率高。所以，如果已经人到中年，体型肥胖，做体检的时候就可以考虑加上一项便隐血检测。

除了基因遗传不可改变，其实大多数直肠癌都是可以通过改变生活、饮食习惯加以控制的。有研究表明，美国每年有50%的直肠癌患者能通过调节饮食、控制体重、运动锻炼控制病情，提高生存率。

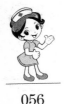

老中医教你胃肠病调养之道

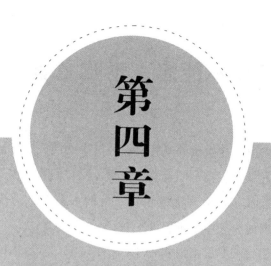

第四章

养成饮食好习惯，就是对胃肠最大的呵护

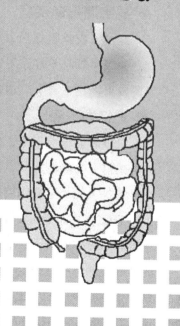

早餐不能忘，不吃危害大

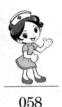

老中医教你胃肠病调养之道

对一个人来说，高质量的早餐是保证健康的前提条件。可许多人总是说没有时间吃早餐。孩子们着急去上学，家长们着急去上班，早餐在许多家庭里就变成了可有可无的事情，有的人甚至认为没有必要吃早餐，却把晚餐当成一天中最重要的一餐。

其实，我们每天早上可以提前 15 分钟起床，然后去吃一顿有营养的早饭，这将使人一整天都精神抖擞。仅仅一个甜饼或一个面包加一杯豆浆是不够的，它达不到身体所要求的营养标准，很难为我们带来全面的健康。

那么不吃早餐会对人体产生哪些危害呢？

● 易患消化道疾病

经过一夜睡眠之后，早晨时肠道中的食物已经消化殆尽，急需补充。如果早餐吃不好，午饭的量肯定会大增，从而增加胃肠道负担，最终诱发胃溃疡、胃炎、消化不良等疾病。

● 记忆力下降

饥饿时血糖会下降，使大脑出现障碍，产生头晕、注意力下降、记忆力减退、易疲劳症状，甚至会影响大脑功能，导致智力降低。因为不吃早餐，人的大脑会因营养和能量不足而无法正常发育、运作，时间久了，记忆力、智能的发展就会受影响。科学研究证实，吃早餐对人们的工作和学习非常有利，它能使人们思维活跃，注意力集中，保持和他人的良好关系。一些研究人员还发现，那些经常吃早餐的学生，成绩会明显好于不吃早餐的学生，尤其在数学方面；而且他们很少情绪低落和紧张，也很少激动和不安。通过对不吃早餐的孩子做进一步研究后发现，这些孩子在过滤信息和解决问题方面的能力普遍欠缺，记忆力明显不如正常吃早餐的孩子。更为严重的是，饥饿会导致语言表达能力的急剧下降。

● 诱发肥胖

还有许多人不吃早餐的目的是减少热量的摄入。但事实上，早餐中能摄入的热量并不是很多，而且热量很难存留下来，因为上午的工作和学习会消耗大量的热量。而不吃早餐常会使人进食含有高热量的小吃或者在午餐中过度进食。一天吃三顿或少食多餐更容易使人保持身材。

● 体内胆固醇增高

不吃早饭的人比吃早餐的人的胆固醇高33%，所有胆固醇高的儿童的血管中都存在脂肪纹，它是动脉粥样硬化的早期迹象。人在空腹时，体内胆汁中的胆固醇浓度会变得很高。在正常吃早餐的情况下，胆囊收缩，胆固醇随胆汁排出；不吃早餐，胆囊则不收缩，时间久了容易产生胆结石。

● 容易便秘

在三餐定时的情况下，人体内会自然产生胃结肠反射现象，有利于身体排毒；反之，如果长期不吃早餐，则会造成胃结肠反射作用失调，出现便秘。身体排毒不畅，毒素积累到一定程度就会通过身体长痘的方式排毒。

● 不吃早餐易衰老

不吃早餐，人体就会动用贮存的糖原和蛋白质，时间久了，皮肤就会变得干燥、起皱，还可能会导致贫血，加速人体衰老。而且，早餐提供的能量、营养素在全天的营养摄取中占据着重要地位。

● 影响寿命

健康长寿靠人体生物钟来支配，不吃早餐会打乱生物钟的正常运转，一旦机体所需营养得不到及时的补充，生理功能就会减退，再加上不吃早餐引发的疾病对机体的影响，最终会危及寿命。

● 早餐搭配要合理

牛奶、豆浆是生活中常见的食物，营养丰富，可任选其一。早点除了要吃"稀的"，还应搭配一定量的"干点"。谷类食物被吸收后可以迅速分解成为葡萄糖，可预防清晨出现低血糖现象。谷类食物的缺点是消化比较快，2~3小时后又会感到饥饿。所以还要适量摄入富含蛋白质、脂肪的食物，如鸡蛋、豆制品、瘦肉等。另外，要适当吃点水果和蔬菜，不仅可以补充水溶性维生素、膳食纤维，还能获取机体所需的矿物质、微量元素。

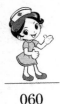

老中医教你胃肠病调养之道

三餐按时，遵守纪律养胃肠

日常生活中，很多人不能做到按时吃饭，而且有时因为时间限制会忽略一两餐，这样很不利于身体健康。《素问·经脉别论》中提到了胃对于人体健康的重要性："食气入胃，散精于肝，淫气于筋。食气入胃，浊气归心……饮入于胃，游溢精气，上输于脾，脾气散精，上归于肺，通调水道，下输膀胱，水精四布，五经并行。"胃的好坏与人体的健康状态息息相关，如果不按时吃饭，长此以往就会伤胃，进而对健康造成伤害，容易导致糖尿病、胃溃疡和低血糖等。

● 不按时吃饭会诱发哪些疾病

（1）**糖尿病。**如果你错过了饭点，在该吃饭的时候不吃饭，那么下一餐就可能会吃得很多。发表在《代谢》医学杂志上的一项研究表明，如果白天不按时吃饭，而晚上吃一顿大餐，可能会导致代谢紊乱，升高空腹血糖水平，并延缓胰岛素反应时间。因此，如果一直不按时吃饭，可能会导致糖尿病。

（2）**胃溃疡及低血糖**。就餐不规律，最容易损害胃的健康，削弱人体的抗病能力。因为食物在胃内的停留时间为 4～5 个小时，当人感到饥饿时，胃里其实早已排空，此时胃液就会对胃黏膜进行"自我消化"，也就是"自己吃自己"，容易引起胃炎和消化性溃疡。经常饥不进食，还会引发低血糖，甚至引起昏迷、休克。

（3）**大脑变迟钝**。不按时吃饭，无法供应足够血糖以供大脑消耗，便会感到倦怠、疲劳、精力无法集中、精神不振、反应迟钝。只有定时、定量、按顿进食，才能保证大脑得到充分的营养，使人的记忆力、理解力、思维分析等能力处于较为理想的状态，从而保证更高的工作效率。

（4）**动脉硬化及肥胖**。研究表明，不按时吃饭，特别是长期不吃早餐会使胆固醇、脂蛋白沉积于血管内壁，导致血管硬化。同时，早餐吃得不好，往往造成晚餐吃得过多，而晚上人体活动减少，新陈代谢速度减慢，会造成脂肪在人体的蓄积，长此以往，就会引发肥胖。

● 健康人的一日三餐搭配方法

（1）**早餐**。俗话说：一年之计在于春，一日之计在于晨。丰富的早餐是美好一天的开始。早餐要做到荤素搭配，粗细搭配。一顿营养丰富的早餐，应该包括如馒头、包子、面包、粥、米粉、面条这些含有碳水化合物的食物，以及肉类、鸡蛋、牛奶等富含优质蛋白质的食物。优质蛋白质是每日人体必需的物质。另外，新鲜的蔬菜和水果，也是必不可少的。

早餐切忌过凉或过热。在夏天早晨，有很多人一起床就从冰箱里拿食物吃，只为图一时痛快，吃完感觉很爽，可是这对胃肠刺激非常大。或是早晨起床之后，吃一碗特别烫的馄饨或者面条，这样也很不好。如果长期食用很烫的食物，黏膜将过度增生，就会使组织发生癌变，引起食管癌或胃癌的发生。在我们进食的时候，不可吃得太烫，也不能吃得太凉，保持在人体的正常温度 37 摄氏度左右即可。

（2）**午餐**。讲究合理搭配营养，只要记住以下几个简单的搭配原则就可以了。

第一，要荤素搭配。午餐中补充优质蛋白质是必要的，因为中午这一餐非常重要，起到了承上启下的作用，优质蛋白质和脂肪有助于提高工作效率。所以在选择荤菜的时候，主要选择白色的肉，如鸡肉、鱼肉，这些都含有优质蛋白质，牛肉、猪肉也都可以选择，这些肉类是可以互换的，并不是说一天要吃这么多肉类。肉类含有丰富的蛋白质和脂肪，同时还含有钙、铁，可以提高人的思维能力、记忆力和理解力。既然荤菜这么好，午餐一荤到底行不行呢？这种做法是不可取的。我们一再强调要荤素搭配，维生素的摄取必不可少，实际上只需要鸡蛋大小的一块肉，然后搭配蔬菜、水果或者酸奶就可以了。

第二，要粗细搭配。所谓粗粮，是指大米和面粉以外的粮食，如薏苡仁、小米、高粱、燕麦、荞麦、红薯、马铃薯都是粗粮。粗粮含有膳食纤维和 B 族维生素，我们应将米饭做成二米饭，比如大米和小米、大米和胡萝卜、大米和红薯、大米和马铃薯、大米和红豆、大米和豆浆、大米和牛奶等。

第三，要干稀搭配。如果中午的米饭非常硬，不妨来点粥或者来碗汤，汤是一种很容易消化且健康美味的食物。我们经常说，饭前喝汤，苗条健康。想保持身材的人不妨在饭前喝一碗汤。在吃饭的时候喝汤，可以防止干硬的食物刺激消化道黏膜，同时还有降低食欲的作用，防止因为饥饿感过于旺盛而暴饮暴食。另外，也可以选择一些粥来滋养胃

老中医教你胃肠病调养之道

肠。胃肠是需要长期保护的，有一些粥对胃肠很好，比如红豆粥、莲子粥、大枣粥，不妨经常喝一喝这些粥，尤其是爱美的女性或者老年人，因为粥是很容易消化的。

（3）**晚餐**。晚餐一定要吃吗？很多爱美的人总是把晚餐视为敌人，把自己长胖的原因归结于它；而忙碌的人就视它为救命稻草，一天的营养就全靠它了。在中国，有很多爱美女性从来不吃晚餐，也有很多家庭把一天中最重要的一餐放在了晚上，这两种方式都是要不得的，也是不科学的。

肥胖的原因有很多，如基因、生活习惯、锻炼、饮食等。而人体营养靠的是每天三顿饭的均衡吸收，一顿饭仅有一顿饭的效果，如果指望人体像海绵一样，给多少营养就吸收多少，你给的营养超过了它可以承受的量，非但没有什么效果，反而给自己添麻烦，甚至会生病。我们建议，晚餐不宜吃得太晚，最好安排在6点左右，尽量不要超过8点。一般来说，8点之后就不要再吃东西了，这时候可以适量喝水、酸奶，吃水果，或者喝一点清淡的蔬菜汤，否则就会增加患尿道结石的风险。晚餐也不宜吃得过饱，否则会降低睡眠质量，所谓胃不和，卧不宁。胃不舒服，所以睡觉也不安宁了。如果晚餐吃了太多的食物，必然会造成胃肠负担的加重，尤其是对肝脏的解毒功能而言，其紧张工作的信息会不断地传给大脑，就会导致失眠多梦；长期饱食晚餐，还容易引起神经衰弱等疾病。晚餐也不要吃得太荤，有些人总是把最丰盛的一餐放在晚上，鸡、鸭、鱼、肉一起吃，这样是不可取的。建议将这些荤菜放在早餐或者午餐，晚餐喝一些清淡的粥，或者吃一些清淡的蔬菜、水果、牛奶。

总而言之，每天早餐一定要吃得丰富，午餐要吃得饱，晚餐要吃得少，这样才会保持一个比较健康的身体和匀称的身材。希望大家多多重视一日三餐的营养搭配。

饥不暴食、渴不狂饮才健康

很多人都有这样的体会：感到饥饿的时候就想大吃一顿，在口渴难忍的时候就想喝一大杯水。不过，这么做容易危害身体健康。

● 暴食，一代诗圣被撑死

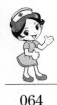

《新唐书》中有这样一段记载："大历中，出瞿塘，下江陵，溯沅、湘以登衡山，因客耒阳。游岳祠，大水遽至，涉旬不得食，县令具舟迎之，乃得还。令尝馈牛炙白酒，大醉，一昔（夕）卒，年五十九。"这段文字讲述的是杜甫之死。具体的情形是，当时杜甫出四川沿水路前往郴州投奔亲戚，途经耒阳的方田驿时遭遇大水，杜甫被困了很多天。好在天无绝人之路，大水退去，耒阳县的县令救了他，并派人给饥肠辘辘的他送去香喷喷的烤牛肉外加一坛白酒。面对这样的美味佳肴，快要饿疯的杜甫一顿暴食狂饮。可是，诗圣此时的消化系统是无法承受这突如其来的"重负"的，当天夜里他倒下后再也没能起来，史称"饫死耒阳"。

虽然杜甫的死因有待考证，但是有一点是可以肯定的，那就是在渴极饿极的时候暴饮暴食肯定会对健康造成影响。药王孙思邈在《千金要方》中说道："不欲极饥而食，食不可过饱；不欲极渴而饮，饮不欲过多。饱食过多，则结积聚；渴饮过多，则成痰。"

除此之外，暴饮暴食还会造成以下危害：

（1）导致胃病。一般来说，人在过度饥饿的情况下，胃肠处在收缩状态，消化能力、容纳能力都有一定限度。如果此时一次性摄入大量的食物，特别是油腻不好消化的食物，就会直接危害胃肠道健康，加重胃肠负担，把胃撑坏，引发胃扩张、胃下垂、胃肠炎等疾病，还有可能造成腹痛、腹泻、恶心呕吐等。

（2）**诱发肥胖**。长期暴饮暴食带来的最为明显的危害就是，让你的体型越来越肥胖。现代人常吃的高脂肪、高蛋白食物，使人体消化更加困难，多余的"营养物质"堆积在体内，其后果就是导致肥胖和一系列富贵病。肥胖会引起心血管疾病、高血压、糖尿病、脂肪肝、动脉硬化、胆囊炎等，再加上由此带来的并发症，可能达到上百种，非常可怕。

（3）**引发老年痴呆**。暴饮暴食之后，人的大脑往往会出现反应迟钝，从而加速大脑的衰老。吃得过饱，人体的血液就会"集体"跑到胃肠系统去"工作"，容易让人长期处于疲劳状态，昏昏欲睡。如果长期吃得过饱，到了中老年后，还会增加患痴呆的概率。研究数据表明，有30%~40%的老年痴呆患者，在年轻时期都有长期饱食的习惯。

（4）**诱发癌症**。暴饮暴食还会抑制细胞癌化因子的活动能力，从而增加患癌概率。大部分癌症患者都有暴饮暴食的现象，因此要想预防癌症，就一定要拒绝暴饮暴食的不良习惯。

因此，为了身体健康，一定要杜绝暴饮暴食。如果实在太饿，可以先喝一杯水或者吃些小点心后再进食。除了不暴饮暴食，生活中还应注意喝水的学问。

很多人都是等到自己口渴了才想到喝水，没有按时喝水的习惯，经常一次性喝上一大杯。岂不知，等感觉到口渴时才喝水，说明你的身体已经亚重缺水了。

● 渴了再喝水，其实已经晚了

当你的细胞缺水时，它会拼命锁住水分，减少排尿，长此以往，造成水钠潴留。另一方面，由于长期缺水导致体内水分缺少。当人体内组织细胞处于脱水状态，用于燃烧脂肪的细胞内部的化学反应就会减缓，代谢失调，脂肪、糖类不易被代谢掉，从而会更多地储存下来引发肥胖。

渴了才喝水容易导致食欲机制紊乱。很多人对渴的感受器已经不敏感，渴、饿不分，他们往往以为饿了，实际上是渴的信号。当你感到饥饿时，只要小口慢饮一两瓶矿泉水，胃自然就有撑的感觉，当然这叫喂个"水饱"。如果能按时喝水，饱食中枢就会传递给你"饱"的信号，不易造成饮食过量，让肠道功能紊乱。

当然，口渴难耐的时候狂饮更是对健康有害。在极度饥渴时，人体的心肺功能和肾脏功能会减弱，此时大量饮水会增加心肾的负担。而水到胃里后很快就被吸收到血液中，使血液量突然增多，心脏和肾脏的工作量就增加了。由于水分无法及时被代谢掉，血液就会被稀释，使人感到心慌气短，疲乏无力，出汗和排尿增多，影响工作和休息。

人体应每天摄入2500毫升左右的水，少量多次饮水，才是最佳的饮水方式。尤其到了夏天，天气炎热，人们容易出汗，这时候千万不要等到口渴难耐再喝水，即使太渴了，也要记住"渴不急饮"，小口慢饮。

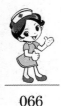

老中医教你胃肠病调养之道

暑夏湿热，保胃多吃"苦"

夏季炎炎、湿气重、温度高，身体出汗多、代谢快，极容易出现内分泌紊乱的问题。所以炎热的夏天也被称为苦夏。消暑、驱散高温是夏季的第一件事，空调、电扇、凉茶、冷饮轮番上阵，可以让身体保持凉爽。夏季属于阳气生发的季节，此时过于"凉"的饮食极容易导致伤阳，最直接的问题是吃太多寒凉食物会影响胃肠健康。

其实按理说，夏天吃冷饮正当时，不仅能消暑解渴，利于消化，而且能使人体的营养保持平衡，对健康有益，但食用冷饮是有禁忌的，最主要的一条就是不可过量，不可多吃。

因南方地区多高温湿热，因此南方地区有饮凉茶的习惯，到夏季凉茶很受欢迎。凉茶所选用的材料中多是寒凉之物。夏季温度高，人体阳气是向外不断升发的，盛于外而虚于内，多饮寒凉之物容易损伤脾胃之气，导致人的食欲下降、恶心、腹痛等问题。在夏季频繁饮用凉茶会损伤脾肾的阳气，导致脾肾阳虚。凉茶虽然可以去火，但在夏季也不可多饮。

那么到了夏季该如何脱离"苦"海呢？大可从果蔬上着手解决。在夏季要多吃"苦"才行。《周礼》中有记载："凡和，春多酸，夏多苦，秋多辛，冬多咸。"这是古人给我们提出的季节饮食味道偏好指导，是很有道理的。从中医的角度来讲，夏时暑盛湿重，心火当令，而苦味食物既能泄暑热，又可燥湿邪，有助于脾胃纳运。

一提到苦味食物，大家就会联想到苦瓜、苦笋、苦菜、苜蓿、芜菁等味道是苦味的蔬菜。其实还有一部分果蔬有不明显的苦味，也属于苦味食物，主要包括莴笋、芹菜、苔菜、丝瓜、葫芦和瓠子等。这些食物在夏季都是可选的，并非只有单一的苦瓜。

生活中，我们可以选择的苦味食物还是较多的。苦瓜可以祛热降暑；苦菜清热解毒、凉血止血；百合润肺止咳、养阴清热、清心安神；蒲公英可以清热解毒、止泻利胆、保肝健胃、提神抑菌；莴笋有清热解毒、减肥健身、健胃消积等功效，这些食物都是祛暑热的佳品。值得一提的是，茶叶、巧克力、咖啡、啤酒、可可等带苦味的食品，这类深加工的食物并不适合在夏季过多食用。

并不是所有人都喜欢吃"苦"的，现在为大家介绍苦味食材的烹饪方法，将苦味减轻一点。取苦瓜，可以先焯一下，或是炒肉炒鸡蛋；取鲜芹菜，可以焯一下，或用开水烫后榨汁食用；取苜蓿，可以清炒；取芜菁的根茎，可以腌制咸菜配粥用；取丝瓜、葫芦等，可以做汤或炒肉等。但是，饮食也要坚持适度原则，虽然可以在夏天多吃点苦味食物，但是不可过量食用，食苦过多容易引起恶心、呕吐、败胃等不适反应，这对胃肠也是一种伤害，应适可而止。

总之，和春天不一样，暑热之下胃口差，在饮食上我们应该以清淡细软、易于消化为原则，主要是清淡食物对暑热有驱散作用。蔬菜瓜果在夏季自然是不能少的，既可以满足人体所需营养，也可以促进新陈代谢。在燥热的暑夏，不给胃肠增加负担、保持清淡，方能养好胃肠。

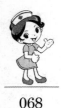

贪凉食，当心便秘找上门

每年夏天都会有人因为贪食冰激凌、雪糕等患上腹痛、头痛。每到炎热的夏季，很多家庭的冰箱里都会储备冰激凌、雪糕、饮料等，它们香甜而冰凉，深受孩子和女性朋友的欢迎，却不知它们对身体健康构成的威胁。

有的孩子到了夏天就患便秘，家长很奇怪，试过很多方法都不管用，如香蕉通便法、酸奶润肠法等。去看中医才发现，孩子出现的便秘和贪食寒凉有很大的关系。提起便秘，很多人会想到上火、内热，却与"寒凉"联系不上。

中医上有"冷积"的说法，而且这种现象出现的频率越来越高，现代人一年四季都能吃到冷饮，尤其是夏天，孩子和女性朋友对冷饮更是热衷，往往回到家中的第一件事就是去冰箱里拿冷饮。但是，女人和小孩的脾胃功能本来就比较弱，易受寒凉侵袭，积结在胃肠之中，进而影响到胃肠蠕动，久而久之就会出现便秘。

此类患者会表现出大便干燥，大便似算珠、羊屎，同时伴随着畏寒怕冷、手脚冰凉、胃部腹部发凉等。此时用泻下药的效果不是很好，有时候甚至无效或加重病情。因为大黄等药物虽然有清热、泻下之功效，但是大多性苦寒，出现冷积便秘之后，胃肠道内的阳气本来就比较弱，此时用泻下药只会加重病情。

对于冷积便秘，可服用附子大黄汤加减治疗，此汤之中虽然添加了泻下的大黄，但附子性热，为温里药，能去脏腑沉寒，补助阳气不足，温热脾胃，整个方子以温补脾肾、通脏降浊，不但能治疗便秘，还能够祛除胃肠道之中的寒凉之邪，强健脾胃。

夏天回家之后大汗淋漓，我们应当等到身体上的热气散去之后再采取清凉措施，因为这个时候人体的皮肤毛孔处在张开的状态，当温度突然下降，全身的毛孔会迅速闭合，致使热量无法及时散发，滞留于身体之中，轻者会诱发感冒，重者会导致高热，体质弱者甚至会休克。

采取清凉措施的时候要注意，人体不要直接对着空调或电风扇，室内的温度保持在 26 摄氏度，室内外温差不能超过 7 摄氏度；避免用冷水洗脚或洗澡，因为冷水会让脚和身体受寒，同时经血管传导，诱发心跳加速、血压上升、肌肉收缩、精神紧张等病理反应，不仅无法消暑解热，还会诱发感冒等症。

吃剩菜剩饭，当心埋下胃肠病隐患

我国一直都以节俭为传统美德，人们一般舍不得倒掉剩菜剩饭，经常是过后加热再吃。但从医生的角度来说，这种做法是有风险的。很多上班族都会在前一天晚上把饭做好，第二天将剩菜剩饭带到公司，中午用微波炉热着吃，岂不知长期吃这种被热干了水分的食物会增加胃肠负担。

每到夏季，有很多人因为胃肠病而被送到医院，原因无他，就是舍不得倒掉剩菜剩饭，引起食物变质，人吃下后腹泻呕吐，可以说得不偿失。

● 剩菜剩饭加热后淀粉变质

口腔内的唾液淀粉酶将淀粉水解成糊精和麦芽糖，在小肠内由胰腺分泌的胰淀粉酶和双糖酶会进一步将糊精和麦芽糖分解成单糖，供黏膜细胞吸收。当淀粉被加热到 60 摄氏度以上后，就会逐渐转变为糊状，此过程被称之为糊化。人体的消化酶可以将这种糊化的淀粉分子结构水解，但是糊化淀粉冷却之后，淀粉里面的分子就会重新排列，同时排出水分，此即为淀粉的"老化"，老化淀粉哪怕经过高温加热，也无法恢复到糊化时的分子结构，进而降低人体对它的水解和消化能力。因此，长期食用剩饭剩菜很容易导致消化不良和胃病。

● 隔夜饭菜中的维生素被破坏，亚硝酸盐含量上升

隔夜的饭菜，尤其是绿叶蔬菜，炒熟之后放上一夜，里面的维生素就会大量流失，而亚硝酸盐的含量却大幅度上升。亚硝酸盐虽然不是直接致癌物，但它在进入胃内后，在特定的条件下会生产 N-亚硝基化合物，它是诱发胃癌的危险因素之一。

● 任何饭菜都不宜保存 24 小时

蔬菜是不能保存 24 小时以上的，凉拌菜更要格外注意，特别是夏季天气炎热的时候，隔夜菜很容易受细菌污染，细菌大量繁殖，易诱发胃肠炎或食物中毒。食用鱼、肉、蛋、奶、豆等高蛋白或高脂肪食物，虽然不用考虑亚硝酸盐的问题。但是要考虑微生物污染的问题。因为空气中的有害菌会在 2 个小时内附着在剩菜上并开始繁殖，蛋白质、脂肪在细菌的作用下会产生有害物质，如硫化氢、胺、酚等，都是对人体有害的，甚至可能会繁殖出危险的致病菌，如肉毒梭状芽孢杆菌，会产生肉毒素，它的毒性是氰化钾的一万倍。虽然 100 摄氏度以上的高温加热可以在几分钟内破坏这种毒素，可是如果没有热透，就会非常危险。

一般来说，用 100 摄氏度以上的高温加热几分钟就能杀灭某些细

菌、病毒、寄生虫，但是对于食物里面细菌释放的化学性毒素而言，加热却起不到消灭毒素的作用，有时候甚至会加大毒素浓度，比如亚硝酸盐。发芽土豆中的龙葵素、发霉花生中的黄曲霉毒素都是不能通过普通的高温加热分解、破坏的。因此，千万不能认为加热剩菜剩饭就"万事大吉"了，最好的办法就是尽量少吃剩菜剩饭。

如果实在觉得扔掉剩菜可惜，也要分门别类地对待。比如对茄子、冬瓜、南瓜、丝瓜、蘑菇等比较耐加热的蔬菜，可以考虑吃一顿之后留着下一次充分加热之后再吃。但是绿叶蔬菜，特别是凉拌的绿叶蔬菜，尽量不要再吃。

对淀粉类食物也最好一次性吃掉。虽然有时淀粉类食物放置了很久都没有外观和气味、口味上的变化，但如果保存不当，导致淀粉类食物发霉，食入体内的危险性还是很高的。

剩菜的保存时间以隔餐为宜，早上剩中午吃，中午剩晚上吃，相隔时间尽量控制在5～6小时。临床上吃主食引起食物中毒的人不在少数，虽然他们吃下去的剩饭看起来和新饭没有太大差别，可还是发生了食物中毒。

所以，吃剩菜剩饭加热是必需的，但最好还是不吃或少吃，以免损害胃肠健康。

少吃烧烤麻辣烫，爽口同时害胃肠

有资料显示，近5年来我国19～35岁年轻人的胃癌发病率比30年前增加了1倍，其中小于30岁的胃癌患者高达7.6%，胃癌的发病人群已经日趋年轻化。有医生称，胃癌是典型的和饮食习惯有关的疾病，烧烤、油炸类食品都能诱发胃癌。

很多人都喜欢吃烧烤、麻辣烫，甚至经常当主食食用。烧烤、麻辣烫等以其独特的风味占据了许多城市的街头巷尾。因其口味够"劲"，能让嘴巴过足瘾，备受年轻人的青睐。殊不知，经常食用这类食物，对身体健康百害而无一利。

先来说说麻辣烫。麻辣烫是川渝地区最有特色，也最能代表"川味"的一种特色小吃。大大小小的麻辣烫店、摊，遍及大街小巷，可谓是川渝地区城市的一道亮丽风景。但是，现在的街头麻辣烫存在着很多健康隐患。

近年来很多麻辣烫商贩为了让菜品看上去更新鲜，让人有食欲，会使用福尔马林来保持其新鲜的色泽，而由于麻辣烫辛辣，因此一般都会遮盖住福尔马林的气味。福尔马林是一种强致癌物，食用后容易引起咽部、口腔、食管、胃肠道等不适及病变，对人体的肝、肾等器官有严重损害。

麻辣烫中用来烫菜的锅底往往会被长期反复使用，上面飘着厚厚的油也会经过多次加热，不仅营养价值降低了，还对人体有一定的毒性。因为高温加热会使油脂中的脂肪酸聚合，反复高温加热食用油，会产生很多脂肪酸聚合物。脂肪酸聚合物可使肌体生长停滞，肝脏肿大，肝功能受损，甚至有致癌的危险。

麻辣烫的口味以辛辣为主，虽然能很好地刺激食欲，但同时由于过热、过辣、过于油腻，对胃肠刺激很大，过多食用有可能导致胃肠出现问题。有的商贩为了避免刷碗带来的麻烦，会直接将塑料袋套在碗上，而塑料袋遇到高温后，会释放出有害物质，长期食用易增加致癌危险。

再来说说烧烤。烧烤可以说是中国乃至世界上最早的一种烹饪方式，如果从人类使用火开始计算，应该有 170 万年的历史了。如今，烧烤的食物种类开始逐渐扩大，如猪肉、牛肉、动物内脏、豆腐、鱿鱼、小黄鱼及虾、蟹、贝类等海鲜。然而，这些食物经过烧烤后，就会产生大量对人体有害的物质。

食物经过烧烤后，其性质也会偏向燥热，加之加了多种调味品，如

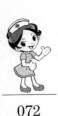

老中医教你胃肠病调养之道

孜然、胡椒、辣椒等都属于热性食材，很是辛辣刺激，会大大刺激胃肠道蠕动及消化液的分泌，有可能损伤消化道黏膜，还会影响体质的平衡，令人"上火"。

人们爱吃烤肉，多半是因为它外焦里嫩，可是有的烤肉还没有熟透，甚至还是生肉，食后可能会感染上寄生虫，埋下罹患脑囊虫病的隐患。

烧烤是通过烟熏、高温烤制而成的。当肉与炭直接接触时，最容易产生致癌物质苯并芘，它是高活性间接致癌物，会在人体内长期积聚，对胃肠、肝脏造成损害，容易导致胃癌、肝癌及胰腺肿瘤等。

虽然知道了麻辣烫、烧烤的危害，可是要让人们完全不吃，相信大多数人都做不到，那么我们该如何健康地吃麻辣烫、烧烤呢？

首先应该将土豆、红薯、洋葱、蘑菇、豆制品、海带等作为首选，这些食物均含有利于消化和将有害物质排出的纤维以及人体必需的维生素；如果实在喜爱吃肉，可以边吃肉边吃烤大蒜。大蒜能防止亚硝酸盐和胺类物质结合生成亚硝胺，缓解烤肉对健康的危害。

总之，麻辣烫和烧烤类食物应尽量少吃。实在想吃，一定要遵循上面提到的健康法则，偶尔吃一次没有关系，但是不能常吃。或者远离路边小吃，选择大餐馆的美食，可以在享受美味的同时兼顾健康。

戒烟限酒，不要让胃受折磨

虽然每个人都知道"吸烟有害健康"，甚至连烟盒上都标着这句话，但是对于"烟民"们而言，戒烟太难了。

人们普遍知道吸烟对肺的危害非常大，却不知道它对胃肠健康的伤害也是不容小觑的。接下来我们看一下吸烟对胃肠的危害都有哪些。

吸烟会引起胃酸分泌增加，比不吸烟者增加90%以上，而且吸烟会抑制胰腺分泌碳酸氢钠，导致十二指肠酸负荷增加，诱发溃疡。烟草里面的烟碱可以让幽门括约肌张力下降，使胆汁易于反流，进而削弱胃及十二指肠黏膜防御因子，促进慢性炎症和溃疡的发生，同时让原有溃疡延迟愈合。此外，吸烟会降低食管下括约肌张力，造成反流性食管炎。

胃肠疾病患者吸烟会加速病情的恶化，胃溃疡或十二指肠溃疡患者吸烟，溃疡处的愈合速度会减慢，甚至会发展成慢性疾病。

吸烟会刺激神经系统，加速唾液和胃液分泌，让胃肠经常处在紧张状态，使吸烟者的食欲下降。此外，尼古丁会让胃肠黏膜血管收缩，也会导致食欲下降。

由此可见，吸烟对于胃肠健康而言百害而无一利。戒烟是让吸烟者比较头痛的事情，戒烟的过程对于他们而言犹如"百爪挠心"。接下来给大家推荐几种有助于戒烟的方法：在吸烟的时候刻意地让自己不舒服，比如换一只手拿烟，改变烟卷叼在嘴里的位置，用火柴代替打火机等；制定吸烟的时间和场所，比如饭后在固定的时间戒烟，会议中尽量不要吸烟，只在家里的固定地方吸烟；查看吸烟记录，看自己在什么时间、地点非吸不可，做记录后下次注意；训练自己，让自己没有香烟也可以过下去，比如自己想吸烟时，忍3分钟后再吸，如果实在忍不住，就随便吃点东西转移注意力；办公室、家里、身上不要放香烟，为自己创造一个无法自由吸烟的环境；开始戒烟的前一天，将剩下的香烟、打火机、烟灰缸等吸烟器具全部扔掉；戒烟的过程中可能会出现烦躁、头痛、精神不振等症状，即烟瘾发作，此类症状大多只是尼古丁排出体内时出现的暂时性症状，可以从心理上暗示自己这是恢复健康的证明，增强戒烟的信心和勇气。香烟复吸多发生在戒烟后的1~2周，此时身体对尼古丁的依赖感仍然很强，不过只要挺过这个时期，烟瘾症状就会逐渐消失。

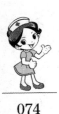

老中医教你胃肠病调养之道

说完了吸烟对胃肠的危害及解决方法，我们再来看一下饮酒对胃肠的危害。

不管是亲友相聚还是公司聚餐，总少不了觥筹交错，有的时候兴致一来，就会在不知不觉中多喝几杯酒。但是，你知道酒精对胃会造成哪些伤害吗？

喝酒伤胃主要表现在两方面，一是酒精的主要化学成分是乙醇，饮酒后，乙醇会储留在胃内，和胃及十二指肠黏膜直接接触，正常的胃黏膜表层上皮细胞、胃小凹清晰可见、分布均匀，而酒精会导致黏液变薄，黏膜上皮细胞坏死脱落，微血管内皮损伤、栓塞、组织缺氧坏死，进而诱发胃黏膜糜烂或胃溃疡。另一方面，多数人在喝酒时会不知不觉地吃下大量油腻之品，这对脾胃的伤害也是非常大的，易诱发慢性胃炎。

那么究竟怎么做才可以减轻喝酒对胃的伤害呢？接下来给大家推荐几种方法：不喝酒，彻底免除胃受到酒精的伤害是最佳的预防酒精伤胃的方法。如果实在推不开应酬，也要少喝酒，用啤酒、红酒代替度数高的白酒、洋酒。还要注意不要空腹喝酒，喝酒之前吃些食物能保护胃黏膜，减少酒精对其损害。酒后可以适当吃些具有解酒作用的食物，如面条、新鲜的葡萄或草莓等。

了解了烟酒对胃肠的危害之后，你应该分得清"敌我"，开始戒烟戒酒吧！

注意口腔卫生，根除胃病"帮凶"

很多人看到这个标题的时候都会觉得奇怪，口腔卫生和胃病有什么关系？然而口腔卫生太差很可能就是胃溃疡发病的原因。

幽门螺杆菌进入胃黏膜后，引起炎性细胞浸润、细胞变性坏死等胃部溃疡病变，也可直接感染胃黏膜上皮细胞，造成炎性病变。患者在经过一定的治疗后，可以杀死幽门螺杆菌而使溃疡愈合。然而，为什么许多患者经过一段时间后，胃炎、胃溃疡又发作了呢？这个问题自然和口腔卫生脱不了干系。

原来，在不洁的口腔内和被污染的牙刷上，暗藏着大量的幽门螺杆菌，牙缝以及牙刷深部所遗留的食物残渣为这些病菌提供了良好的滋生条件。幽门螺杆菌随唾液和饮食进入胃内，是导致胃炎、胃溃疡复发的根本原因。

老中医教你胃肠病调养之道

因此，我们要防止病从口入，要做到每天早、晚各刷一次牙，而且是认真仔细地刷，牙刷要定期换，久用不换的话，牙刷也会成为污染源。

刷牙要掌握正确的方法，牙齿的外侧面、内侧面和咀嚼面都要认真地刷净，每次刷牙的时间要在3分钟以上，才可以确保口腔清洁，同时提高牙齿表面抗脱钙、防龋齿的能力。其次，用牙线刷，可以清理干净牙齿的缝隙。这些地方都是口腔卫生的"死角"，容易滞留细菌，而刷牙时刷毛无法完全深入其中，不能"打扫"干净。再次，适当用漱口水，有一定的辅助控制牙菌斑的作用，但是不能代替牙刷。最后，注意牙刷的卫生情况，一旦牙刷不干净，那么牙刷上的幽门螺杆菌就会在口腔和胃内的幽门螺杆菌被根除之后，成为新病原体。通常来说，使用时间越久，牙刷上的幽门螺杆菌就越多，正确保管牙刷才可以有效减少牙刷被污染的机会。

牙刷的正确保管方法：使用牙刷后应将其用清水涮洗干净，放到通风干燥、日光充足的地方。当牙刷毛丝出现卷曲、牙刷头内出现污染物时，应当及时更换牙刷，2～3个月更换1次为宜。

幽门螺杆菌可以经唾液传染，因此家人应避免共用牙刷、漱口杯等。佩戴假牙的人应当保持假牙的卫生，用餐后及时清洗，晚上就寝之前把假牙摘下来洗刷干净，同时浸泡到冷水之中，早上洗刷干净后再放到口中。洗刷假牙时应当放点牙膏，将牙刷顺着齿缝刷干净，千万不能用热水烫，也不能用酒精或其他药液浸泡，防止假牙变形变质。

为了确保口腔卫生，一定要养成定期去看牙医、半年洗一次牙的习惯，洗牙可以彻底清除掉牙齿上的菌斑与结石。不过具体的洗牙间隔时间还应遵医嘱，如此才是对牙齿健康最有益的做法。

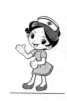

厨房清洁卫生，细菌"无处遁形"

幽门螺杆菌是引发胃炎、胃溃疡的重要诱因，沙门菌是急性肠炎的主要病原菌，金黄色葡萄球菌、小肠结肠炎耶尔森菌、空肠弯曲菌等是诱发胃肠疾病的常见有害菌。很多疾病都能通过这些细菌进行传染。因此，在家做饭的时候一定要严格做好厨房卫生，防止细菌到处传播。

对厨房和厕所，以及其他不洁的地方应当进行有效隔离，厨房的门不可以和厕所面对面。厨房必须有良好的供水、排水系统，因为在厨房烹调食物的过程中，材料必须用清水洗涤，清洁厨房卫生也需要用水，用过的污水必须尽快排干净，否则厨房里会繁殖大量细菌。

厨房的地面、天花板、墙壁、门窗等都必须坚固而整洁，防止蟑螂、老鼠躲藏或进出。烹饪厨台、橱柜也最好是铝质或不锈钢材料，最好不要用木制品，因为木制品易滋生蟑螂。应做好厨房的环境卫生，经常开窗通风，以减少空气里的油烟污染，打扫、擦洗地面、窗户、灶台、桌面、橱柜等，保持洁净的环境。

烹饪的厨台、橱柜内侧和厨房死角都要注意清扫干净，因为这些死角很可能会有食物的碎屑，不及时清理干净很容易导致其腐败变质。

厨房中应当有带盖的垃圾桶，要及时清除其中的垃圾，垃圾桶周围保持整洁。厨房的抹布用过、洗净后容易藏污纳垢，滋生细菌，所以洗净之后应当放到通风干燥的地方。对抽油烟机的油垢应当及时清理干净，对其排出的油污也要及时清理。

厨房内的食物要清洁、干净、卫生、新鲜。将食材进行分类后放到保鲜袋中包紧，或者放到有盖容器内，分别放到冷藏或冷冻室中，买了鱼、肉类食材带回家后要及时处理、食用，防止反复解冻、冷冻影响其口感和营养价值，避免将食物暴露在常温的环境中过久。

容易腐败变质的食物最好放到 0 摄氏度以下的冷藏容器中，要将熟食和生食分开贮藏，以免食物的气味在冰箱里扩散。可在冰箱里放些脱臭剂或活性炭，以吸净臭味。

调味品要放到适当的容器中，使用之后要立即盖好，所有的器皿、菜肴都不能和地面以及污秽之物接触。

烹饪之前要保持衣着的干净整洁，烹调之前洗净双手，烹调的过程中不能抓耳挠腮，更不能朝着食物打喷嚏或者咳嗽，应当背向食物或者用手帕、卫生纸遮住口鼻，同时洗净双手。品尝食物的时候，避免直接用炒勺品尝，更不能直接用手抓取食物。

加工食物所用的菜刀、砧板、碗、筷、盘、勺等应当生熟分开，防止交叉感染，使用之后应当彻底清洗消毒（最好用沸水烫洗）。不要让菜板与其他木制厨房用品出现裂缝，若出现裂缝应当及时堵严，以免细菌在裂缝中大量繁殖后黏在食物上诱发胃肠疾病。

厨房是每个家庭中最重要的地方，也是养生、防病的重要场所。把厨房的清洁卫生做好，就相当于为健康买了一份保险。

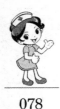

老中医教你胃肠病调养之道

在外就餐，怎样吃才不伤害胃肠

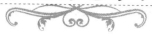

如今，在外就餐已经成为年轻人的普遍进餐形式，有的是因为懒惰，不愿意做饭，但大多数时候在外就餐也是出于无奈；有的在外工作一待就是一整天，在外就餐也是没办法。

为了提高工作效率，节约时间，很多人都忽视了在家烹饪。随着食品安全事件的频发，很多人看到了在外就餐的潜在危险，可却无法改变现状。

如今，有的餐馆内的饮食存在高油、高盐、高调料、主食多、蔬菜少等特点，营养搭配严重不合理，导致人体内脂肪含量过多，纤维过少，维生素、矿物质严重缺乏，对于胃肠的伤害显而易见。

很多常年在外忙碌的人非常羡慕那些每天都能在家就餐的人，可是没办法，实在抽不出时间从办公室转向厨房。既然如此，有没有什么方法让上班族在外就餐的同时避免胃肠受到伤害呢？答案是肯定的。

● 首先，正确选择餐馆

选择正规、卫生条件达标的餐馆，尽量选择价格合理，能基本满足营养搭配的餐馆。其实，很多餐馆的食物还是比较健康的，就拿主食来说，除了米饭、白面馒头之外，还有小米、玉米、紫米、荞麦馒头、粥或烤红薯等五谷杂粮；除了富含优质蛋白质的牛肉、蛋类外，还包括丰富的蔬菜、菌类等。选择饮料时最好以豆浆、白开水、茶水等为主。

● 其次，选择正确的烹调方式

蒸、煮、白灼、清炒、清炖、凉拌等都是比较健康的烹调方式，虽然这些方式烹调出来的菜肴不能满足口舌之欲，但可以避免高油和高盐，以及旧油对胃肠的危害。反之，水煮、干煸、干锅、香酥等烹调方式虽然能让菜味道好，但是食物经过高温油炸之后，对胃肠的危害是不容忽视的。也可以选择各种蔬菜制成的素馅包子，或者瘦肉和蔬菜混合馅料的包子。口味偏重者可以适当喝些酸汤，或者吃些红烧、焖炖类的菜肴，如炖牛肉、酸辣蔬菜汤等，但是不能忘了搭配一些蒸煮、清炒、清炖、凉拌等清爽少油的菜肴。

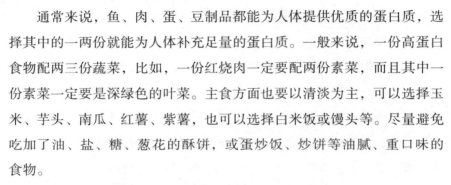

● 再次，食物比例要合理

通常来说，鱼、肉、蛋、豆制品都能为人体提供优质的蛋白质，选择其中的一两份就能为人体补充足量的蛋白质。一般来说，一份高蛋白食物配两三份蔬菜，比如，一份红烧肉一定要配两份素菜，而且其中一份素菜一定要是深绿色的叶菜。主食方面也要以清淡为主，可以选择玉米、芋头、南瓜、红薯、紫薯，也可以选择白米饭或馒头等。尽量避免吃加了油、盐、糖、葱花的酥饼，或蛋炒饭、炒饼等油腻、重口味的食物。

● 第四，避免喝餐馆提供的免费咸汤和浓白汤

餐馆提供的免费咸汤和浓白汤一般都加了很多的盐、鸡精、味精、肉类香精，不仅缺乏营养，而且可能含有过多的脂肪、乳化汤粉等，不利于胃肠健康。

● 最后，搭配水果、酸奶，促进营养平衡

一般来说，餐馆是不提供水果和酸奶的。不过这些东西可以自行携带。用餐后半小时吃些自带的水果、酸奶，既清爽可口，也可以让胃肠更加舒适。

在外用餐、聚会的时候难免会遇到满桌子高脂肪、高蛋白质、高盐、高糖食物的情况，如果午餐吃得偏油腻，那么晚餐回去后就要吃得清淡些，比如小米粥配清爽小菜、蔬果沙拉等，再喝点酸奶。如果晚餐吃得比较油腻，最好喝碗山楂汤或是喝一杯酸奶，再吃点水果。

上班族带饭，可以这样养胃肠

午餐一直是多数上班族的一大烦恼，因为饭菜要提前做好再带到公司，但是有些食物不太适合隔夜吃，比如绿叶蔬菜，可是不吃蔬菜又无法确保营养平衡，究竟怎么带饭才能在保证食品安全的情况下兼顾营养呢？

● 选择一个优质的饭盒

带饭的人群中，我们会发现他们的饭盒的材质、样式、大小各不相同。但就材质来说，有的是塑料的，有的是不锈钢的，还有的是玻璃的。一般来说，饭盒的材质对胃肠和身体健康的影响还是很大的。长时间使用劣质材料制成的饭盒带饭，里面所含的致癌物（特别是经过微波炉加热之后）会散发出有害胃肠健康的物质，甚至会增加胃肠癌的发生概率。很多写字楼都会为员工提供微波炉，方便员工加热午餐。所以，带饭的时候一定要注意选择适合微波炉加热材质的饭盒，上面必须标注着"微波炉适用"的字样。

● 用微波炉热饭，主食最好选择米饭

从微波炉加热的角度上说，加热之后的米饭基本可以保持原来的状态，而馒头、饼类主食很容易变干，不宜用微波炉加热。装食物之前，须先将洗净的饭盒用沸水内外清洗一遍，刚出锅的米饭装进去之后要立即盖上盒盖，等温度降到不烫手的程度时再放到冰箱里冷藏。下次取出来的时候，你就会发现饭盒的盖子是凹下去的，因为盒内空气受冷收缩，造成负压，外面的细菌基本不能进入；如果盖子是鼓起来的，就是细菌在里面活动的结果。

● 荤素搭配最营养

肉类以不饱和脂肪酸含量相对较高的为主，比如牛肉、羊肉、鸡

第四章 养成饮食好习惯，就是对胃肠最大的呵护

肉、鸭肉。猪肉的饱和脂肪酸含量较高，不宜经常大量食用。带鱼、海鲜最好现吃现做，不宜携带，因为经过加热之后的鱼类、海鲜难以保持原有的色、香、味和营养。素食类以鸡蛋、西红柿、黑木耳、胡萝卜等为主，不宜加入菠菜、油菜等绿叶蔬菜，这些绿叶蔬菜经过加热之后不仅营养大打折扣，还会因为放置时间较长而产生亚硝酸盐，影响胃肠健康。蔬菜的烹调最好是七分熟左右，防止加热的时候进一步破坏其中的营养成分。

此外，凉拌菜、回锅肉、糖醋排骨等菜肴在加工的过程中受污染的概率比较大，即使冷藏也很容易变质，不宜长时间存放；回锅肉和糖醋排骨的脂肪含量太高，不利于胃肠的消化吸收。

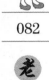

老中医教你胃肠病调养之道

● **带点水果**

带饭的同时不要忘记带点水果，比如一根香蕉、两个橘子、半个石榴等。当然了，如果能带瓶酸奶就更好了，能促进消化，有助于胃肠健康。

上班带的饭最好是当天早上做的饭，实在没时间也一定要在前一天将要带的饭装好，主食和菜分开放到冰箱中冷藏，第二天临走的时候再取出来。

上班族带饭一定要以"合理"为原则，而且要考虑到食物的耐热程度，确保其相对新鲜，并保持其中原有的营养成分；同时切记：营养午餐按1：2：3来分配，即六分之一为肉、鱼或蛋类，六分之二为蔬菜，六分之三为主食。

选对小零食，解馋又能养胃肠

很多人都喜欢吃零食，包括老人、孩子、青年男女，尤其是在看电

视、看电影等闲暇时刻。

零食一直都备受争议，有人说适当吃零食能补充能量，但大多数人说吃零食不利于胃肠健康。究竟该不该吃零食呢？

不同零食的营养价值是不一样的，应选择对身体有益的来吃。儿童和青少年的胃肠道正处于生长发育的阶段，需要的能量和营养素相对成人要多一些，所以要适当补充能量和营养素，这些东西来源于零食。

另外还有中老年人，其本身的胃肠道消化功能减弱，胃液或消化酶的分泌在逐渐减少。那么在吃正餐的时候，他们要稍微少吃一些，不要吃太饱，也就是常说的"饭要吃七八分饱"。但是由于吃得少，再加上饮食不均衡，很容易缺乏一些营养素。对于中老年人群，建议在正餐之外的固定时间适当选一些富含营养的食物如牛奶、新鲜的蔬菜、水果、坚果作零食吃。那么究竟什么样的零食是既美味又健康的呢？

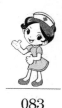

● 不宜选择高糖、高油、低营养的小零食

辣条、方便面、糖果等高糖、高油类的零食要慎重选择，因为此类食物除了热量外，几乎不能供给人体其他任何营养物质，且不利于胃肠消化，而且容易诱发胃肠炎、胃肠溃疡，甚至胃肠癌等疾病。

● 选择天然加工的干果

红枣、葡萄干等零食不但美味，而且营养丰富，对胃肠健康大有益处。其中，红枣有健脾养胃、滋养肠道的功效，不管是当零食直接嚼着吃，还是泡水代茶饮用，抑或是熬粥或煲汤，都能起到调养胃肠的作用。葡萄干营养丰富，而且营养素浓度高，不含胆固醇，有益气补血、健胃生津、除烦止渴等功效，男女老少皆宜食用。

● 坚果

花生、杏仁、炒栗子、核桃、松子等。花生有醒脾悦胃的功效；杏仁以油酸和亚油酸为主要成分，能防肠燥、润肠通便，经常食用还可以美肤。栗子是健脾胃的佳品，而且富含维生素 B_2，经常吃栗子能治好经久不愈的口腔溃疡。核桃、松子含有丰富的不饱和脂肪酸，有健脑益智、补充营养、润肠排毒的功效，可以经常食用。但是要注意，坚果虽好却不能过量食用，否则过犹不及，反而会加重脾胃负担。

● 配方零食

茯苓饼、龟苓膏、九制陈皮、山楂片、甘草片等都是非常不错的护肠、养脾胃的佳品。茯苓饼有健脾益胃、利水减肥的功效，适合久坐而脾胃虚弱、新陈代谢缓慢、易发胖、四肢水肿、小便不利者食用。经常熬夜加班、易上火或胃火较大易便秘、有痤疮者，吃些龟苓膏能滋阴清火、养胃清肠、通便。九制陈皮以陈皮为主要原料，适合运动少、胃肠动力不足、食欲下降、餐后腹胀、易积食、有痰的人，陈皮所含的挥发油有温和刺激胃肠道的作用，能促进消化液分泌，排出肠道中的积气，促进食欲。山楂片等山楂制品有助消化、增进食欲的功效。甘草片有清热润燥的功效，可以缓解口舌干燥，改善饮食不规律导致的"食火"和大便燥结等。女性适量选用固元膏、阿胶枣等，不但能健脾益胃，还能补气养血、美容养颜。

● 无糖糕点

糕点味香甜美，让人难以抗拒，但是由于其含高糖、高热量的特点，又让人望而却步。其实我们还是可以适量选择糕点的，比如无糖饼干、全麦低糖面包、无糖枣泥糕、无糖绿豆糕等。全麦食品富含膳食纤维、矿物质、维生素，不仅营养丰富，而且能促进胃肠蠕动，加速粪便排出，预防便秘。而无糖的绿豆糕有清热解毒的作用，适用于热性便秘者食用。无糖枣泥糕是调养胃肠的佳品，经常食用可养胃润肠、强身健体。

介绍了这么多大家不难看出，零食也不是一无是处的，关键看你怎么选择。选对小零食，不但能解馋，而且养胃肠。

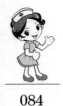

饭后松腰带，当心胃下垂

吃撑了到卫生间将皮带松一两格，让肚子"放松一下"，是不是很舒坦？你有这样的习惯吗？这样做到底好不好？

逢年过节，亲友聚会，一桌子的美味佳肴，往往就让很多人在不知不觉中吃下了很多食物，接着就感觉到腰带紧得不行。此时很多人都会马上将腰带扣松一格。

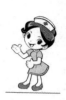

酒足饭饱之后放松腰带看似解放了鼓鼓的肚腩，其实却是一种放纵和伤害。它会使腹腔内压下降，无形中逼迫胃部不断向下，长此以往就可能破坏腹腔内压平衡，引发胃肠疾病。

人体内脏器官的正常位置，一是靠韧带拉扯起固定作用，二是靠一定的腹腔内压对器官起支持作用。在我们进食后，胃肠重量大大增加，此时将裤带放松就会使腹腔内压下降，对胃肠脏器的支持作用减弱，加重韧带的负荷。长期如此，韧带会因负荷过重而松弛，引起胃下垂，出现慢性腹胀痛等消化道症状。

如果松腰带后又去跑步或进行打球等剧烈运动，就会进一步加大消化器官的韧带负荷，很容易发生肠扭转而引起机械性肠梗阻，出现较重的腹痛、腹胀、呕吐等症状，严重时还会危及生命。

如果饭后的确觉得腹部鼓胀难受，可考虑通过平躺、静坐、趴着或慢走来缓解饱胀感，待食物循序渐进自行消化。适当走动可以运气消气，但绝不能赶时间快走，只能闲庭信步。因为从消化角度来说，饭后人的胃部正处于充盈状态，这时血液供应都会往胃部集中，如果匆忙走动，很容易"分流"血液到四肢以支持运动，就可能透支体能，而且势必会延缓消化液分泌，破坏胃部正常工作，长此以往容易诱发功能性消化不良。对于平时活动较少、长时间伏案工作的人群，或是体型较胖、胃酸过多者，饭后散步 20 分钟有助于促进胃肠蠕动、消化液的分泌和食物的消化吸收，是有利于身体健康的。

日常生活中也要积极预防胃下垂。胃下垂患者不要参加重体力劳动和剧烈活动，可以进行饭后散步，有助身体康复。切勿暴饮暴食，宜少吃多餐；养成良好的饮食习惯；保持乐观情绪；若已患慢性消化性疾病，应积极配合治疗，以减少胃下垂的发生。当然最好的预防法，还是不要经常吃得过饱，因为它容易引起恶心、呕吐、反酸等反应，还可能诱发胃炎和导致肥胖。

除了饭后不要松腰带，平常生活中最好也不要使用腰带。除了有装饰作用的宽松腰带，大部分的腰带都会将腰部勒得过紧，还易将胃肠向上、下两个方向挤压，向上挤压可压迫肝、胆、胰、脾，向下挤压则会压迫膀胱、子宫，造成这些器官血流不畅和运作不佳。尤其是胃肠道这样的中空器官，食物进入后，要伴随着胃肠道的蠕动不断向下推进才能被消化吸收。一旦腰部被勒得过紧，就会影响胃肠道的血液循环，使血液流通不畅，最终导致胃肠功能下降、腹胀、腹痛、腹部不适、消化不良和食欲不振等症状。

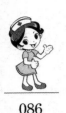

老中医 教你胃肠病调养之道

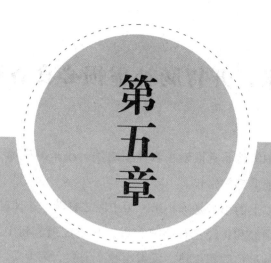

第五章

日常养胃食物一览表,
　　　保证健康不能少

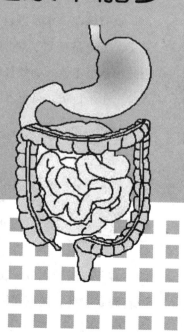

小米，开胃肠补虚损必食谷物

在古代，中医就非常推崇小米养生之法。小米的生命力非常顽强，几乎在任何土地上都能生长。

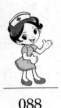

储存一年以上的小米是陈小米，为中医之良药。小米味甘、咸，性凉，入肾经、脾经和胃经，有健脾和胃、补益虚损、和中益肾、除热、解毒之功，能够治疗脾胃虚热、反胃呕吐、消渴、泻泄等。所以，小米粥能益丹田、补虚损、开胃肠。

小米还是补益的佳品，举个例子来说，古代女人生产之后都要吃小米粥补养身体。小米粥的粥油就是粥上面的那层皮，为小米的精华，有益气健脾之功。脾胃虚弱的女性朋友喝粥油有调养之功。

李时珍在《本草纲目》中说："小米治反胃热痢，补虚损，开胃肠。"其实，无论是反胃、热痢还是虚损，都与脾胃功能欠佳有一定的关系，因此小米最主要的功效还是补脾胃。前面我们也提到，小米味甘，而甘入脾；小米色黄，黄也入脾，因此中医说小米"和胃温中"。

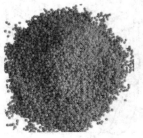

李时珍曾经说过："粟（小米）之味咸淡，气寒下渗，肾之谷也。"意思就是说，小米性质偏寒，五味上是略带咸味。我们都知道，咸入肾，因此小米还有益肾气、补元气的功效，李时珍称其为肾之谷。

《本草纲目》还说，喝小米汤可增强小肠功能，有养心安神之效。所以长期被失眠困扰的人还可以通过喝小米粥来改善睡眠状况，尤其是因胃肠功能不好而失眠者，更宜采用此方。

陕北地区有句俗语："米脂的婆姨绥德的汉，清涧的石板瓦窑沟的炭。"陕北的米脂是出美女的地方，四大美人之一的貂蝉就是米脂人。陕北地区干旱少雨，西北风强劲，之所以会出美女，和吃小米有很大的关系。

发芽的小米是一味中药，有健胃消食的功效。没糯性的小米叫粟米，有糯性的小米则叫秫米。《黄帝内经》中治失眠的名方——半夏秫米汤，用的就是秫米。但是秫米黏性大，多食滞气，碍脾胃，不宜多食。

小儿消化不良： 取小米和淮山药各等量，炒黄，共研细末，加水煮糊，加白糖食用。

脾虚泄泻： 取小米 50～100 克，淮山药 15～20 克，大枣 5～10 枚，共煮粥服食。

反胃： 取小米磨成粉，做成梧桐子大小，每次煮熟后服 6～10 克，加少量盐吞服。

吃小米的时候要注意以下几点问题：①小米性稍偏凉，气滞者和体质偏虚寒、小便清长者不宜过多食用。②情志不畅会导致一时"气滞"。如果是因疾病而导致的气滞体质，可能会出现长期胸闷喜叹息，情绪波动时易腹痛腹泻、嗳气，女性乳房胀痛，甚至咽部有异物梗阻，这类人是不适合吃小米粥的。③虚寒体质最典型的特征就是怕冷，这类人到了冬季就把自己裹得跟粽子似的，手脚冰凉，背部发冷，大便稀薄，如果你出现了上述症状，也不合适吃小米粥。如果非要吃小米粥，必须加上一两片生姜。④熬小米粥的时候一定要吃米油，滋补效果非常好。

简易食谱

小米莲药粥

【食材】小米 50 克，山药 12 克，莲子肉、鸡内金各 6 克，白糖适量。

【烹调】将山药、莲子肉、鸡内金一同研细后放入锅中，和淘洗干净的小米一同熬煮成粥。

【功效】健脾消食，养胃。

糯米，胃寒腹泻要常吃

糯米是糯稻脱壳的米，中国南方称其为糯米，北方则多称其为江米。糯米多用于制作黏性小吃，如糯米粽子、八宝粥、元宵、年糕，酿酒用的醪糟也是用糯米制成的。

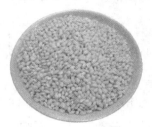

从中医的角度上说，糯米性温，味甘，入脾、肾、肺经，具有益气健脾、生津止汗等作用，非常适合脾虚、胃寒、夏季经常腹泻者作为滋补品。《本草纲目》中提到："糯米黏滞难化，小儿、病人最宜忌之。"《本草经疏论》中有记载："（糯米）补脾胃、益肺气之谷。脾胃得利，则中自温，力便亦坚实；温能养气，气顺则身自多热，脾肺虚寒者宜之。"

脾虚自汗：取糯米、小麦麸各适量，一同炒焦，研为细末。每次取 10 克左右，用米汤送服。

寒性腹痛：取糯米适量，炒热，放入布袋中，敷在患处，取小茴香 10 克左右，研磨，温酒送服。

慢性胃炎：取糯米做成稀饭，煮至极烂，每日食之。

慢性结肠炎：取糯米 500 克、淮山药 50 克，共炒熟，研成细末，于每日早晨取 20 ~ 30 克，加白糖、胡椒末少许，开水冲服。

盗汗：取糯米 50 ~ 150 克，洗净，倒入饭盒内，加适量黄酒，蒸熟后食用，每晚1次，服后即睡，连用1周可愈。

乏力疲劳：糯米500克，黄酒1000毫升，鸡蛋2个，将三者放入碗中隔水蒸熟，每日分多次食用，必要时1周后再吃，疗效甚佳。

用糯米酿酒或泡酒，饮用得当能起到滋补健身、治病的功效，比如著名的"杜仲糯米酒"就是用糯米、杜仲、当归等共同泡制而成，有舒筋活血、美容养颜、温胃祛寒等功效。其制作方法为：杜仲、枸杞子、当归各15克，糯米20克，白糖50克，加入白酒500毫升，密封，放在阴凉处存1个月即可。每天服2次，每次取15～20毫升，适用于身体虚弱、气短乏力、面容憔悴、胃寒腹痛者。

吃糯米的时候要注意以下几点问题：①糯米煮烂之后适量食用有助于养脾胃，但是冷糯米饭、未煮软的糯米饭则不容易消化，应当尽量避免食用。②消化功能不好的人，如老年人、儿童，可以食用圆粒糯米，因为圆粒糯米比长粒糯米容易消化。不过也要注意，一次不能吃太多糯米。

简易食谱

山药糯米糊

【食材】熟糯米粉500克，山药粉60克，白糖适量。

【烹调】将糯米粉、山药粉共和匀，每日早晨取4匙，加适量白糖和水煮成糊状，当早餐食用。

【功效】适用于慢性腹泻。

荞麦，开胃宽肠又消食

荞麦又称乌麦、荍麦、花荞、甜荞、荞子，性平、寒，味甘；主要功效为：开胃宽肠，下气消积；可治绞肠痧，胃肠积滞，噤口痢疾，慢

性泄泻，赤游丹毒，痈疽发背，瘰疬，汤火灼伤等症疾；有充实胃肠、增长气力、提精神、脾积止泻、消热肿风痛、除五脏滓秽、除白浊白带的功效。

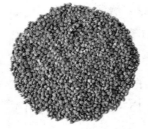

荞麦全株可入药，对治疗视网膜出血、肺出血、高血压等病症有很好的效果。苦荞富含蛋白质和芸香素，但其蛋白质的黏性差，比小米、大米等谷类作物要容易消化吸收。荞麦含有 19 种氨基酸，特别是富含人体必需的 8 种氨基酸；此外它还含有组氨酸和精氨酸，对儿童的生长发育具有重要作用；它还富含维生素类、胆碱等营养成分，对人体有不错的保健功效，也可防治一些疾患的发生。

经常吃荞麦不容易长胖，因为荞麦富含植物蛋白质，不容易在体内转化成脂肪；荞麦中的膳食纤维含量丰富，能促进排便，预防便秘的发生。

荞麦可以制成荞米粥、荞米饭、荞麦片，也可以将荞麦研磨成荞麦粉，制成面条、荞酥、凉粉、烙饼、糕点、灌肠等，口味独特。此外，荞麦还能酿酒，酒香清纯，经常适量饮用能强身健体。

绞肠痧痛：取荞麦面一撮。炒黄，水煎服。

痢疾：取荞麦面 6 克（炒），加砂糖用水调匀，顿服。

腹泻：取荞麦面作饭食之，连用三四天可愈。

疝气：取荞麦面适量、生川乌 15 克、白胡椒 9 克，共研细末，用烧酒拌成泥状，包扎在脚心。

吃荞麦的时候要注意以下几点问题：①荞麦虽好，但是提醒大家注意一点，忌一次性食用大量荞麦，以免发生消化不良。《本草图经》中说："荞麦不宜多食，亦能动风气，令人昏眩。"②脾胃虚寒、消化不良、经常腹泻者忌食荞麦。《得配本草》有云："脾胃虚寒者禁用。"③荞麦口感较粗糙，不宜单独食用，与大米搭配，能缓解粗糙的口感；

老中医教你胃肠病调养之道

更重要的是，荞麦中赖氨酸含量较低，大米中的赖氨酸含量较高，二者搭配可以营养互补。

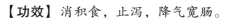

简易 食谱

荞麦胡萝卜粥

【食材】胡萝卜20克，土豆半个，荞麦100克，酱油、盐各适量。

【烹调】将胡萝卜、土豆洗净，胡萝卜切片，土豆切块；荞麦米淘洗干净后放到锅中，倒入适量清水，先煮20分钟，之后放入土豆、胡萝卜继续熬煮至熟，调入酱油、盐即可。

【功效】消积食，止泻，降气宽肠。

生姜不离，胃肠不寒

生姜自古以来就是民间常用良药，素有"一片生姜胜丹方，一杯姜汤保健康""冬吃萝卜夏吃姜，不用医生开药方""上床萝卜下床姜"的说法，可见生姜在人们心目中的地位。《金匮要略》上有记载："半夏、生姜汁均善止呕，合用益佳；并有开胃和中之功。"

天气炎热的时候，凉拌菜、冷饮、雪糕、冰镇西瓜等成为夏季的热销品。这些生冷寒凉的食物的确清凉爽口，但会让脾胃遭罪，被寒湿与湿热双重夹击，让人出现头晕恶心、胸闷呕吐、心悸、食欲下降等症。此时，脾胃需要温中燥湿，而生姜刚好有这样的功效。

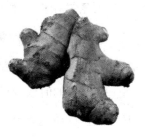

从中医的角度上说，姜气芳香，性质辛辣，能温中燥湿。适量吃点

生姜能促进人体排汗，进而降温提神。夏季做菜时，可适当加些生姜，有助于清除胃肠之寒。

　　女性孕早期如果觉得恶心、呕吐，可以适当喝些生姜水，能缓解孕吐现象。姜还是很多中药方剂的常用药，一般分为生姜、干姜。生姜性微温，味辛，入脾、胃、肺经，可发汗解表、温中止呕、温肺止咳、解毒，主治外感风寒、胃寒呕吐、风寒咳嗽、腹痛腹泻、中鱼鳖毒等。干姜重在温煦，能温中散寒、回阳通脉、燥湿消痰，用于脘腹冷痛、呕吐泄泻、咳嗽有痰等。民间素有"生姜治胃，干姜治脾"之说，意思是说，生姜有发散的作用，其药效在表发挥得比较彻底，因此治疗腑病较强，对于脾胃而言，生姜更适合治胃病；干姜比较缓和，其药性可以逐渐渗入"里"，即脏病，对脾的影响更大。因此，食用生姜的时候，应当根据病症进行选择，同时遵照医嘱进行用药。

　　妊娠呕吐不能进食：鲜牛奶200克，生姜汁10克，白糖20克。将鲜生姜洗净，切片，加水少许，捣烂取汁，与鲜牛奶、白糖同入锅中，煮沸后即可。每日2次，温热服用。

　　胃寒：红枣10枚，生姜5片，红糖适量。将以上食材煎汤代茶饮，每日1次。

　　寒性腹泻：干姜（炮）适量，研末，取1克，温水冲服，每日1剂。

　　胃病发作：取生姜、桂皮各12克，加水适量煎汤服下，每日2次。

　　胃、十二指肠溃疡：取生姜25克，切碎，放在一个猪肚中，加水用文火炖烂，分数次食用。

　　吃生姜的时候要注意以下几点问题：①有些人不宜吃生姜。凡属阴虚火旺、目赤内热者，或患有痈肿疮疖、肺炎、胃溃疡、胆囊炎、肺脓肿、肺结核、肾盂肾炎、糖尿病、痔疮者，都不宜长期食用生姜。②晚上尽量不要吃姜。俗话说得好：晚上吃姜，像吃砒霜。姜是宣发阳气

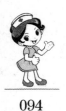

的，夜晚人体应该养阴，收敛阳气，吃姜反而适得其反，违背天时。此时吃姜会让人兴奋，无法安睡；刺激神经，影响心脏功能；郁积内火，耗肺阴，伤肾水。③不要吃腐烂的生姜。腐烂的生姜会产生毒性很强的物质，会让肝细胞变性坏死，诱发肝癌、食管癌等。那种"烂姜不烂味"的说法并不科学。

简易 食谱

姜韭牛奶汁

【食材】牛奶250毫升，姜30克，韭菜150克。

【烹调】将韭菜、生姜洗净后捣碎，搅打成汁，倒入鲜牛奶中，加热煮沸即可。

【功效】温养胃气、降逆止呕，适用于小儿脾胃虚寒、恶心呕吐、不思饮食、噎隔反胃等症。

吃肉要吃蒜，营养才全面

相对于南方人而言，北方人的口味较厚腻些，但是胃肠的健康状况并不比南方人差，主要是因为北方人在吃肉的时候喜欢吃大蒜。

北方人是很钟爱大蒜的，不管是吃肉还是吃饺子的时候，都会吃些大蒜，甚至在民间还有"吃肉不吃蒜，营养减一半"的说法，那么这个说法究竟有没有依据可寻呢？

从中医的角度上说，大蒜味辛，性温，有暖脾养胃、行气消积、辟除阴邪、杀虫解毒等功效。《日华子本草》中说其"健脾，治肾气"。《随息居饮食谱》中论述大蒜的功用时说："生者辛热，熟者甘温，除寒湿，辟阴邪，下气暖中，消谷化肉，破恶血，攻冷疾，治暴泻腹痛，通关格便秘，辟秽解毒，消痈杀虫。外灸痈疽，行水止衄。"《本草纲目》中有记载："蒜入太阳、阳明，其气熏烈，能通五脏，达诸窍，去寒湿，辟邪恶，消痈肿，化癥积肉食，此其功也。"

唐代苏敬等人编著的《唐本草》中也称大蒜有"下气、消谷、化肉"等功效。肉类食物味道鲜美、营养丰富，但难以被消化，如果在吃这些美味佳肴时吃几瓣大蒜，可以促进身体气血畅通，增强胃肠功能，加速消化过程。

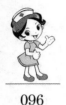

大蒜入药最早记载于汉末的《名医别录》，史书上有记载，一个人患咽塞呻吟，嗜食而不下，家人用车载去秋衣，在路上遇到了出诊归来的华佗，华佗询问病情后，对患者说："前面有个卖炊饼的小店，取些蒜齑，三升饮之，病当自去。"那个患者服了醋制蒜泥后，吐出一条寄生虫而病愈。虽然此说法有待考证，但可以看出以蒜入药由来已久。

急性胃肠炎： 大蒜 100 克，醋 150 克。将大蒜捣烂如泥，加入米醋调匀服用。

胃痉挛： 将羊肉去油脂，与大蒜同炖，喝汤，吃肉同食大蒜。

恶心、呕吐： 取大蒜 150 克，煮熟，将蜂蜜以开水冲服，同食大蒜。

暖胃治胀瞒： 大蒜 100 克，黄鳝 250 克。将黄鳝洗净宰杀，剔骨切片，与大蒜切片同炒。

慢性胃炎、胃痛： 生姜、大蒜各 100 克，醋 500 克。将大蒜、生姜洗净切片，放入食醋浸泡 30 天以上。遇胃酸症取醋汁饮用。

食积腹胀： 大蒜 30 克，神曲 15 克。将二者水煎，加入一小杯白酒饮服。

吃大蒜的时候要注意以下几点问题：①腹泻时忌食蒜，防止肠壁刺激更甚，使血管进一步充血、水肿，从而使更多的组织液涌入肠内，加重腹泻。②忌空腹食蒜，以防引起急性胃炎。③忌过量食蒜，成人每日吃生蒜二、三瓣，熟蒜四、五瓣即可，小孩减半，多食也无益。⑤忌长期食用，大蒜有让肠道变硬的作用，会增加便秘的发生概率，而且能杀死大量的肠内常在菌，甚至由此引发某些皮肤病。⑥有些人对大蒜有特殊的反应，如食用后有不适感，则应忌食。

简易 食谱

草鱼炖豆腐

【食材】豆腐 500 克，草鱼 1000 克，青蒜 25 克，白糖、鸡油、鸡汤、酱油各适量。

【烹调】先将草鱼刮鳞、去鳃、除内脏，洗净，切段；豆腐切成小方块；青蒜洗净，切段备用。将锅内加入适量鸡油，烧热，把鱼放入，再加入料酒、酱油、糖和鸡汤炖之。待鱼煮熟，放入豆腐，先用武火烧沸后，改用文火焖 5～10 分钟，放入青蒜即可。

【功效】补中，平肝，祛风，开胃消食，利水，消肿，防癌。

红薯，养胃舒肠经常吃

中医认为，红薯入脾、肾二经，可滋补脾胃、开胃消食，还可滋补肾阴，让人的身体变得强壮。《随息居饮食谱》中说红薯："食补脾胃，益气力，御风寒，益颜色。凡渡海注船者，不论生熟，食少许即安。"《本草纲目》中记有："甘薯补虚，健脾开胃，强肾阴。"《本草纲目拾遗》中说红薯能补中、和血、暖胃、肥五脏。《金薯传习录》中说红薯有 6 种药用价值：治痢疾和泻泄；治酒积和热泻；治湿热和黄疸；治遗精和白浊；治血虚和月经失调；治小儿疳积。

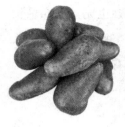

红薯对胃肠有改善和调节的作用，主要体现在以下两个方面：红薯富含膳食纤维、果胶等成分，能保护胃肠黏膜，促进胃肠蠕动，预防、缓解便秘；饮酒过多、饮食不节导致脾胃受伤引起腹泻的时候，吃烤红薯能缓解不适。无论是脾胃功能差的人还是胃肠积热、易便秘，或脾胃虚寒、吃寒凉食物腹泻者，都可以通过吃红薯来辅助食疗。

红薯富含淀粉，容易产生饱腹感，而且它在胃肠内停留的时间较长，可以帮助人体控制热量的摄入。红薯还有补气和血的作用，而且性质平和，不易生湿热，面色苍白的女性坚持长期食用适量的红薯能改善面色，让肌肤更加红润。平时可以用红薯加红糖煮水喝，也可以煮熟之后直接食用，还能用来熬粥或是做甜点等。

有这样一则有关烤红薯的典故：乾隆皇帝是古代帝王中最为长寿的一个，享年 89 岁。据传，一向健康的他在晚年时身体出现了一些小状况——便秘。他腹胀，不思饮食，心情烦躁。太医们千方百计地为他治疗，但由于乾隆此时年老体衰，怎么也抵挡不了通便泻药的"威猛"。就这样，乾隆的"难言之隐"一直不见好转，气得他几乎要砍掉那些太医的脑袋。谁知最后，治好乾隆便秘的竟然是烤红薯！

一天，他散步路过御膳房，突然闻到一股甜香味，十分诱人。乾隆急忙走了进去，一看是几个小太监正围着炭炉边取暖边烘烤红薯。皇上大驾光临，太监们个个战战兢兢，不敢吱声。只听皇上说："是何种佳肴如此之香？"其中一个太监忙叩头道："启禀万岁，这是烤红薯的气味。"并顺手呈上了一块烤好的红薯。乾隆从太监手里接过烤红薯，就大口大

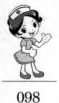

口地吃了起来。吃过两块后，乾隆觉得烤红薯皮脆心甜，又软又香，便吩咐以后逐日进呈。吃了一段时间后，他的便秘竟然不治而愈了。

那么红薯对胃肠健康都有哪些功效呢？

脾胃虚弱，气阴不足，大便无力或秘结，口干欲饮、视物昏花、夜盲等症： 甘薯 150 克、粟米 100 克。将甘薯清洗干净，上笼蒸熟，去皮，用刀切成 1 厘米见方的丁块。把粟米淘洗干净，放入锅内加清水适量，以武火煮沸，再以文火继续煮。待米快要熟烂时，加入甘薯丁块一同煮烂成粥，供早晚餐食用。

习惯性便秘： 取红薯 200 克、玉米 120 克，一同熬粥，每日 2 次，连服 5~7 天。

血痢： 取红薯粉以蜜调服。

但是吃红薯的时候要注意以下几点问题：①多食令人腹胀，凡脘腹不适、痢疾腹泻、身体肿胀者不宜食用。②红薯一定要蒸熟煮透再吃，因为红薯里的淀粉颗粒不经高温破坏是很难被消化的。③红薯缺少蛋白质、脂质等营养物质，所以和蔬菜、水果及蛋白质含量丰富的食物一起食用，才能确保营养均衡。

简易食谱

红薯玉米粥

【食材】红薯 200 克，玉米糁 120 克。

【烹调】将红薯洗净，切成小块，备用。锅内加水适量，烧开后撒入玉米糁（边撒边搅拌，以防粘连），煮至六成熟时，加入红薯块，再煮至粥熟即成。每日 2 次，连服 5~7 日。

【功效】红薯有补中和血、益气生津、宽肠润燥、滋阴强肾等功效。红薯与玉米均含有较多的纤维素，可加速肠道内粪便的排出。适用于习惯性便秘。

山药价值高，胃肠不能少

山药又称薯蓣、土薯、山薯蓣、怀山药、淮山、白山药，最早收录于《中华本草》之中。药用来源是薯蓣科植物山药干燥根茎。

对于女性朋友而言，山药是非常好的减肥补益食材。因为山药是薯类的一种，作为主食食用，让人产生饱腹感；山药中几乎不含脂肪，进而能限制人体对脂肪与热量的过多摄入，达到减肥的目的。

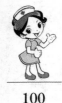

老中医教你胃肠病调养之道

山药的食用方法很多，可以用于炒菜、炖菜、煲汤，还可以煮粥，甚至直接蒸食。蓝莓山药是常见的佳肴，香糯可口，而且有助消化、开胃、抗衰老、减肥等作用。取山药 1 根，蓝莓果酱 1 大勺，白醋 1 小勺，将山药去皮洗净后放入清水中，倒入少许白醋浸泡 15 分钟，将泡好后的山药放入蒸锅内，开大火蒸至山药熟透，最后取出趁热淋上蓝莓果酱即可。

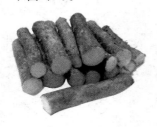

从中医的角度上说，山药味甘，性平，无毒，归脾、肺、肾经。《神农本草经》中说其"主健中补虚、除寒热邪气、补中益气力、长肌肉、久服耳目聪明"；《日华子本草》中说其"助五脏、活筋骨、长志安神、主治泄精健忘"；《本草纲目》中说其"益肾气、健脾胃、止泻痢、化痰涎、润皮毛"；《本草求真》中说其"补脾益气除热""补脾胃之阴"。

山药是山中之药、食中之药。不但可以用于日常烹调菜肴，还可以做成保健食品，有调理疾病的药用价值。《医学衷中参西录》中的玉液汤和滋培汤，用山药配黄芪，可治消渴、虚劳喘逆；与枸杞子、桑葚等药食同源的中药材一同泡茶饮服，能补肾强身，增强抵抗力，有非常好的保健养生功效。

山药温补而不骤，味香而不燥，既能补脾气，又能益胃阴，秉性平和，因此很多名方都加了山药，如六味地黄丸、薯蓣丸等。对日常生活中的一些常见病症，也可以通过山药进行调理，有非常不错的辅助治疗作用。

脾虚腹泻（包括慢性肠炎，消化及吸收不良）：山药 250 克，莲子、芡实各 120 克，共研细粉。每次以 2 ~ 3 调匙，加白糖适量，蒸熟作点心吃。每日 1 ~ 2 次，连续服用。

脾胃虚寒泄泻：糯米（炒）30 克，怀山药 15 克。将两味共煮粥，熟后加胡椒末少许、白糖适量温服。每日早、晚餐，温热食。

小儿积食不消，吃饭不香，体重减轻，面黄肌瘦：干山药片 100 克，大米或小黄米（粟米）100 克，白糖适量。将大米淘洗干净，与山药片一起碾碎，入锅，加水适量，熬煮成粥。

但是吃山药的时候要注意以下几点问题：①对山药过敏的人不宜吃。山药可能成为变应原，如果对山药过敏，食用山药就会出现皮肤红肿、经常性腹泻、消化不良、头痛、咽喉疼痛、哮喘等过敏症状。②选择新鲜的山药食用。新鲜的山药肉质呈雪白色，如果山药的横切面似铁锈，请勿购买；如果表面出现异常斑点也不宜购买，因为这种山药可能感染过病害；冻过的山药横断面的黏液会化成水，有硬心、肉色发红，质量差；发芽的山药不能吃，有毒。③山药有收涩作用，因此大便燥结者不宜食用，此外，有实邪者也忌食山药。④切好的山药段或片须立即浸泡在盐水中，以防止氧化发黑。⑤山药不能生吃，因为生山药含有一定的毒素。

简易 食谱

淮山羊肚汤

【食材】羊肚 750 克，淮山药 100 克，红枣 8 枚。

【烹调】将羊肚用开水烫片刻，刮除黑色黏膜，洗净切块；淮山药用清水洗净；将以上食材一起放入煲内，加清水适量，武火煮沸后，改用文火煲 2 小时，调味食用。

【功效】滋阴养胃、补肾益肺。适用于肺炎，证见食欲不振、形体消瘦、虚汗多等。

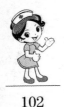

常吃茭白，可解烦热，调胃肠

茭白是我国特有的水生蔬菜。唐代以前，茭白被当成粮食作物进行种植，其种子叫菰米或雕胡，是"六谷"（稌、黍、稷、粱、麦、菰）之一。

清代才子袁枚的《随园食单》杂素菜单中记载了茭白的烹调方法："茭白炒肉，炒鸡俱可。切整段，酱醋炙之尤佳。煨肉亦佳，须切片，以寸为度，初出瘦细者无味。"清人薛宝辰在《素食说略》中也有关于

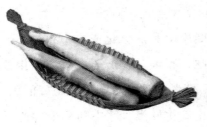

茭白烹调方法的记载："菰俗名茭白，切拐刀块。以开水瀹过，加酱油、醋费，殊有水乡风味。切拐刀块，以高汤加盐、料酒煨之，亦清腴。切茭刀块，以油灼之，搭芡起锅，亦脆美。"《调鼎集》的蔬菜部收录了拌茭白、茭白烧肉、炒茭白、茭白酥、茭白脯、糖醋茭白、酱茭白、酱油浸茭白等做法达八样之多。

茭白味甘，性寒，入肝、脾、肺经。《本草纲目》中记载，茭白"解烦热，调胃肠"，还有解毒利尿的功效。在熬猪蹄汤的时候加些茭白，既能改善胃肠道功能，也能提升猪蹄汤护肤美容、除皱抗衰的功效。

大肠积热之便秘：茭白 30 ~ 60 克，芹菜 30 克。水煎服。每日 2 剂。

小儿风疮久不瘥：烧茭白节，末以敷上。

催乳：取茭白 25 ~ 50 克、通草 15 克，和猪脚一同煮食。

但是吃茭白的时候要注意以下几点问题：①茭白含较多的难溶性草酸钙，其钙质不容易被人体吸收，所以不适合阳痿、遗精、脾虚胃寒、肾脏疾病、尿路结石或尿中草酸盐类结晶较多者、腹泻者食用。②茭白性寒能引发旧病，所以胃肠虚寒及疮疡化脓者勿食。③茭白属于酸性食物，服用磺胺药时禁食茭白。④茭白含大量草酸，豆腐含较多氯化镁、硫酸钙，如果二者同时进入人体，会生成不溶性草酸钙，不仅会造成钙质流失，还可能沉积成结石。

简易食谱

茭白豆芽

【**食材**】茭白、绿豆芽各 150 克，调味品适量。

【**烹调**】将茭白洗净，切丝；绿豆芽洗净。锅中放素油适量烧热后，下茭白、绿豆芽，翻炒片刻，而后下食盐、味精、葱花、姜末等，炒熟即可，每日 1 剂。

【**功效**】清热通便，适用于热结便秘及习惯性便秘。

白萝卜，调节胃肠促消化

白萝卜在饮食和中医食疗领域均有广泛应用。乾隆年间的《如皋县志》上有这样的记载："萝卜，一名莱菔，有红白二种，四时皆可栽，唯末伏初为善，破甲即可供食，生沙壤者甘而脆，生瘠土者坚而辣。"

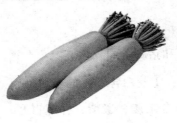

白萝卜色白，属金，入肺，性平，味甘、辛，归肺、脾经，有下气、消食、除疾润肺、解毒生津、利尿通便等功效。主治肺痿、肺热、便秘、吐血、气胀、食滞、消化不良、痰多、大小便不通畅等症。

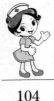

名医李时珍的《本草纲目》中说萝卜能"大下气、消谷和中、去邪热气"。中国民间有"冬吃萝卜夏吃姜"的说法。从中医的角度上说，冬季主藏，人体之阳气走向也会和大自然同步藏于体内，所以，冬季时人体内部的阳气反而最为旺盛。很多人习惯在冬季进补，经常吃温热补益的食物，会导致"阳气在内，胃中烦热"，出现口腔溃疡、口臭、大便干结等症。而白萝卜性寒凉而且富含膳食纤维、芥子油、淀粉酶等多种营养物质，有利于改善胃内烦热的症状。

便血： 将萝卜皮烧存性，荷叶烧存性，蒲黄生用等份为末。每服 3 克，米汤送下。

痢疾（有积食）： 取莱菔子 15 克、白芍 10 克、大黄 5 克、木香 2.5 克，以水煎服。

腹泻： 取萝卜 2 份、蔗糖 1 份，共捣糊，滤渣取汁。每日 3 次，每次 5~10 毫升。

腹痛： 取艾叶、莱菔子各 30 克，加盐 9 克炒熟，包脐上。

细菌性痢疾： 取干萝卜叶 90~120 克，加水煎浓，当茶频饮。

但是吃白萝卜的时候要注意以下几点问题：①萝卜性偏寒凉而利肠，脾虚泄泻者慎食或少食；胃溃疡、十二指肠溃疡、慢性胃炎、单纯甲状腺肿、先兆流产、子宫脱垂等患者忌吃。②萝卜属于寒性食物，人参属于热性药材，二者同食会抵消人参的功效。

神曲羊肉萝卜包

【食材】面粉 500 克，羊肉 300 克，白萝卜（去皮）100 克，胡萝卜（去皮）50 克，葱末、姜末各 15 克，药包 1 个（内装神曲 20 克），料酒、精盐、味精、五香粉等调味品各适量。

【烹调】先往锅内放入适量清水，放入药包烧开，等煎煮至药汁余下 300 克时，拣出药包不用，药汁备用。面粉加水，再加入药汁 275 克，和匀揉成面团。将羊肉、白萝卜、胡萝卜均剁成末。羊肉末放入容器内，加入余下的药汁、姜末、料酒、精盐、味精、五香粉搅匀，再加入植物油、白萝卜末、胡萝卜末、葱末拌匀成馅。然后按照常规过程做成包子，入蒸锅内用大火蒸熟即成。

【功效】行气消食，健脾开胃，利水除湿。对腹泻、腹痛、消化不良等气郁患者有一定疗效。

偶尔吃点醋，拥有肠道垃圾 "清道夫"

"醋"在中国古代被称为"酢""醯""苦酒"等，已经有 3000 多年的酿造历史。从中医的角度上说，醋入肝、胃经。古代著名医药家陶弘景曾有云："酢酒为用，无所不入，愈久愈良。以有苦味，俗呼苦酒。"《本草拾遗》中说醋："药中用之，当取二、三年醋良……破血运，除症块坚积，消食，杀恶毒，破结气，心中酸水痰饮。"

中医典籍《医林纂要》里记载，醋有"泻肝，收心，补肺"的作用，能够"杀鱼虫诸毒"。夏季各种生物滋生，容易随饮食进入人体，此时吃凉拌菜的时候加点醋，有杀菌消毒的作用，可以有效避免胃肠道病菌的传染。胃口不好的慢性病患者和味觉退化的老年人可以适当吃些醋，能调节食欲，改善进食状况。醋可以刺激胃酸分泌，特别是对于原本胃酸分泌较少者来说，适量吃醋可以促进消化。

呕吐不止：生姜一两，醋浆二合，银器中煎取四合，连滓呷之。又杀腹内长虫。

腹中白虫：马齿苋水煮一碗，和精盐、醋空腹食之。稍停片刻，寄生虫可出。

蛔虫症：花椒6~9克，醋60毫升。煮开后去渣，1次温服，每日2~3次，连服2~3日。

疟疾：新鲜鸡蛋3个，陈醋120克。将鸡蛋打破调匀，和好陈醋置砂锅内煎开。待稍冷顿服。

虚寒型慢性胃炎：生姜100克，米醋250毫升。将生姜洗净切丝，浸入米醋内，密闭贮存，2~3日即成，每次空腹饮10毫升，每日2次。

治过食鱼腥、生冷水菜果实成积者：将生姜捣烂，和米醋调食之。

胃脘疼痛：馒头（去皮）1个，米醋120克。将馒头切片，以文火与米醋共炒呈焦黄色。每次食10~15克，每日2次。

消化不良：醋15毫升，细茶叶1~3克。将茶叶和醋置于杯中，加开水冲泡，浸5分钟，分3次服。

热泻黄水：浓茶1杯，米醋少许。将上两味调匀，1次服下。每日2~3剂。

但是吃醋的时候要注意以下几点问题：①正在服碳酸氢钠、氧化

老中医教你胃肠病调养之道

镁、胃舒平等碱性药时，不宜吃醋，因醋酸可中和碱性药，导致其失效。②使用庆大霉素、卡那霉素、链霉素、红霉素等抗生素药物时，不宜吃醋，因为这些抗生素在酸性环境中会降低药效。③服"解表发汗"的中药时不宜吃醋。醋有收敛之性，当复方银翘片之类的解表发汗中药与之配合时，会促进人体汗孔收缩，破坏中药中的生物碱等有效成分，进而干扰中药的发汗解表作用。④胃溃疡和胃酸过多患者不宜食醋。因为醋不但会腐蚀胃肠黏膜、加重溃疡病的发展，而且醋本身富含有机酸，能使消化器官分泌大量消化液，进而增强胃的消化作用，防止胃酸增多、溃疡加重。④对醋过敏者、低血压者应忌用。醋会导致身体出现过敏而发生皮疹、瘙痒、水肿、哮喘等症状。此外，对醋有不适应者应谨慎食用。低血压患者食醋会导致血压降低而出现头痛头昏、全身疲软等不良反应。⑤老年人在骨折治疗和康复期间要避免吃醋。因为醋可以软化骨骼和脱钙，破坏钙元素在人体内的动态平衡，促发、加重骨质疏松症，使受伤肢体酸软、疼痛加剧，骨折迟迟不能愈合。

简易 食谱

醋泡姜

【食材】生姜一块（最好选用鲜姜），米醋或陈醋适量。

【烹调】将生姜洗净后切片；把切好的姜片放到一个罐子里，倒入米醋或陈醋；醋倒满，没过生姜；取一小块保鲜膜，折叠成一小块；把叠好的保鲜膜包裹在罐子口上；盖上盖子，密封严实。放到冰箱里一个星期后就可以吃了。每日 2 ~ 4 片，早晨吃最好，长期食用效果更好。

【功效】养胃、减肥、防脱发，防止慢性病，提升人体阳气。

蜂蜜，家庭应该常备的润肠"零食"

　　蜂蜜是蜜蜂把从开花植物中采集到的花蜜放在蜂巢之中酿成的蜜，蜂蜜含有多种维生素、矿物质、氨基酸等营养物质，以及容易被人体吸收的葡萄糖和果糖。蜂蜜可以直接食用，也可以作药用，或是用来加工成蜜饯食品等，是非常适合妇女、幼儿、老年人的保健食品。

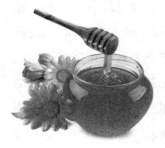

　　蜂蜜有滋养、润燥、解毒、美白养颜、润肠通便之功，能治疗小儿咳嗽。《神农本草经》将"石蜜、蜂子、蜜蜡"列为上品，说其能"除百病、和百药"，且"多服久服不伤人"。《神农本草经》中说蜂蜜"主心腹邪气，诸惊痫，安五脏诸不足，益气补中，止痛解毒，和百药"。由此可见，蜂蜜对人体的补益之功是非常好的。由于蜂蜜有滋养五脏之功，所以能治疗脾胃气虚导致的食欲下降、纳少、消化不良、胃脘隐痛、萎缩性胃炎、胃及十二指肠溃疡等。

　　研究表明，蜂蜜对胃肠功能有调节之功，能让胃酸分泌正常。动物实验表明，蜂蜜可增强肠蠕动，缩短排便时间。蜂蜜的食用方法很多，可以直接用温开水调服，还可以和其他食材搭配制成各种美食。

　　胃痛： 韭菜子、蜂蜜各 30 克。先将韭菜子研成细末，再同蜂蜜和为丸。早、晚各服 10 克。

　　胃脘隐痛： 土豆（不去皮）250 克，蜂蜜少许。将土豆洗净，切成丁，用水煮至成粥状。服时加蜂蜜。每日晨起空腹食用，连服半个月。

　　胃及十二指肠溃疡： 蜂蜜适量。将其熬沸过滤备用，无呕吐者，空腹日服 3 次，每次 90 毫升；有呕吐者，日服 3 次，每次 30 毫升，待呕吐减轻时，再逐步增至 90 毫升。可连服 2~3 个星期。

吐血：鲜藕节 60 克，荷蒂 10 克，蜂蜜少许。将藕节、荷蒂洗净，加水煎汤，取汁，调入蜂蜜饮服。每日 1 剂。

细菌性痢疾：鲜马兰嫩茎叶 250 克。将其洗净，捣烂绞汁，分 2 次调蜂蜜食。

老年人便秘：黑芝麻秆 120 克。将其切碎水煎，调蜂蜜适量，每日 1 剂，连服 3 剂。

阴虚肠燥之便秘：牛奶 250 毫升，蜂蜜 100 毫升，葱白 100 克。先将葱白洗净，捣烂取汁。牛奶与蜂蜜共煮，开锅下葱汁再煮即成。每早空腹服用。

但是吃蜂蜜的时候要注意以下几点问题：①不满周岁的婴儿不适合吃蜂蜜，因为蜂蜜在酿造、运输、储存的过程中很容易被肉毒杆菌感染。②不可以用开水冲或高温蒸煮蜂蜜，否则会破坏蜂蜜中的营养物质，改变其风味儿。③不宜与韭菜同食。韭菜富含维生素 C，易被蜂蜜中的矿物质铜、铁等离子氧化而失去作用。此外，蜂蜜能通便，韭菜富含纤维素，有导泻的功效，二者同食易引起腹泻。④糖尿病患者不能食用蜂蜜。蜂蜜的含糖量非常高，而且所含的是容易被人体吸收的葡萄糖和果糖，能在短时间内使血糖升高。

简易 食谱

大山楂丸

【食材】山楂 1000 克，炒神曲、炒麦芽各 150 克，蔗糖、蜂蜜各 600 克。

【烹调】将三药粉碎为细末，过筛，混匀；蔗糖加水 270 毫升，再与蜂蜜混合，文火炼至比重约为 1∶38 时，过滤；将糖液与药粉和匀，制成大蜜丸，干燥。必要时口服，每次 10 ~ 18 克，每日 1 ~ 3 次。

【功效】消食开胃。适用于饮食积滞、腹胀腹痛、四肢无力、面色不荣、呕吐臭秽者。

马齿苋，肠道的"守护神"

老中医教你胃肠病调养之道

提起马齿苋，很多人都非常熟悉，它就生长在马路边、池塘边、菜地里，可以用来做汤、做馅料，也可以凉拌或者炒着吃。

马齿苋长得不高，大概 30 厘米，大部分都趴在地上，叶子小而圆，茎红儿圆，肉质肥厚，夏季开黄色的小花，容易辨认。

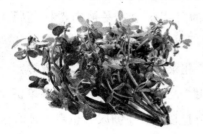

新鲜的马齿苋口感脆嫩，吃起来和苋菜差不多，滑滑的，有些酸。作为蔬菜来说，马齿苋的味道并不怎么好，但它的保健价值很高。

《滇南本草》中说马齿苋："益气，清暑热，宽中下气，润肠，消积滞，杀虫，疗疮红肿疼痛。"马齿苋性寒凉，可以清除心、肝、肺、大肠之热。本节主要介绍的是它在肠道方面的健康作用。

马齿苋既能解毒，又能消炎，还可以祛热，对肠道病属热症基本都能调养、治疗。哪些肠道病属热症呢？如痔疮出血、细菌性痢疾、肠道息肉、实热便秘等。简而言之，大部分肠道病都属于这个范畴，受寒引起的腹泻、脾虚引起的长期大便溏稀除外。马齿苋对于急性肠道病的治疗效果显著，特别是调理细菌性肠炎和细菌性痢疾的效果非常好。

慢性腹泻：马齿苋、车前子、赤石脂各 30 克，土茯苓、生大黄各

20克，老鹳草、生地榆、炒扁豆各15克，肉桂10克。将上药水煎取液150毫升。取本品每晚睡前保留灌肠，每日1剂，15日为1个疗程，共用2个疗程。

白喉及小儿腹泻：用鲜马齿苋煮汤或加适量白糖水煎服，可治白喉及小儿腹泻。

痢疾，肠炎，腹痛，脓血大便：取鲜马齿苋200克洗净，先将绿豆50～100克煮至烂熟，再加入马齿苋同煮熟食用。

细菌性肠炎和痢疾：取马齿苋放入沸水锅中焯2分钟，捞出，过凉水，拌蒜泥、麻油当凉菜吃，之后将焯过的水加适量白糖喝下即可。此方可促进肠道蠕动，排出毒素。虽然可能会暂时加重腹泻症状，但并不用过分担心。如果是单纯受凉导致的一般性腹泻则不宜采用此方。

吃马齿苋的时候要注意以下几点问题：①腹部受寒引起腹泻者、孕妇（马齿苋性滑利，有滑胎作用）、正在服用含鳖甲成分的中药者，均应避免摄入马齿苋。②马齿苋味酸不宜久煮，煮久后其味更酸。

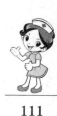

简易 食谱

马齿苋绿豆汤

【食材】马齿苋、绿豆各60克，精盐或白糖适量。

【烹调】将马齿苋洗净，切碎，绿豆淘洗干净；绿豆加适量清水，置武火煮沸，改文火煎煮，八成熟时放入马齿苋同煮汤；至绿豆熟透加精盐或白糖调味即成。

【功效】马齿苋有较好的清热止痢作用，绿豆可清热解毒，适用于急性菌痢初期出现腹痛、腹泻、大便脓血、口干、口苦等症状的辅助治疗。

食欲不振没胃口，山楂可以助消化

山楂，又称红果，颗粒小巧，果肉不多，不过酸味明显，吃一颗就能醒神，更是开胃的绝佳水果。

山楂也是一味中药，《本草纲目》中说山楂"化饮食，消肉积，症瘕，痰饮痞满吞酸，滞血痛胀"，意思就是说山楂能消食、除油去腻、活血理气、化瘀止痛。《日用本草》中说山楂可"化食积，行结气，健胃宽膈，消血痞气块"。《滇南本草》中说山楂可"消肉积滞，下气；治吞酸，积块"。《本草求真》中说："山楂，所谓健脾者，因其脾有食积，用此酸咸之味，以为消磨，俾食行而痰消，气破而泄化，谓之为健，止属消导之健矣。"

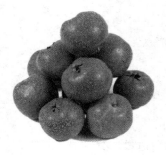

山楂味酸甘，性微温，入脾、胃、肝经，有健胃消食、活血化瘀之功。山楂可健脾胃、消食积，可用于治疗油腻肉积导致的消化不良、腹泻腹胀等症。

近代研究表明，吃过山楂之后，胃中酶类物质的量会增加，能促进消化；山楂中所含的脂肪酶可以促进脂肪食物消化，所以在炖肉时加几片山楂不但能促进肉的熟烂，还有利于消化。

逢年过节，餐桌上摆满了美食，有的人很难控制饮食，想要吃得清淡些就更难了，节后往往会胖好几斤。山楂非常适合此类人群食用，既开胃消食，又能消除多余的脂肪。冬天生吃山楂可能会刺激胃肠，损害牙齿，所以最好把山楂蒸熟再吃：山楂洗净后去核，放到碗内，放入两三块冰糖，之后放到蒸锅上蒸 15～20 分钟即可。

慢性胃炎：黄连 500 克，米醋 50 毫升，白糖 500 克，山楂 1000 克。将上药加水 4000 毫升，混合浸泡 7 日，即可服用。每日 3 次，每次 50 毫升，饭后服。

胃下垂：黄芪、苏枳壳各 15 克，山楂 9 克。将上药混合，每日 1 剂，水煎 2 次，早晚分服。

食滞呃逆：将山楂洗净去核，捣烂取汁，每次服 15～20 毫升，每日 3～4 次。

伤食腹泻：山楂 30～50 克，萝卜 120 克，白糖适量。按常法煮汤服食。每日 1～2 剂。

急性腹泻：莱菔子 15 克，山楂 20 克，生姜 3 片，红糖 15 克，大米 250 克。先将莱菔子、山楂、姜片加水适量煎煮 40 分钟，去渣取其汁液，放入淘洗干净的大米煮作粥，临熟时下红糖调味。每日分 3 次服用，可连服 5 日。

食肉不消：取山楂肉 200 克，用水煮食，并饮汁。

胃脘胀满：取山楂 15～30 克，陈皮、法半夏各 12 克，茯苓 15 克，木香、甘草各 6 克，白芍 10 克。将上药用水煎，早晚温服。

肠风下血，用寒药、热药无效者：独用山楂，干者为末，艾汤调下，应手即愈。

肠风：将酸枣并肉核烧灰，米饮调下。

吃山楂的时候要注意以下几点问题：①山楂虽然有开胃瘦身之功效，但只消不补。所以脾胃虚弱、胃酸过多者不宜多食。《本草纲目》中说："（山楂）生食多，令人嘈烦易饥，损齿，齿齲人尤不宜。"所以即使是健康的人也要适量食用山楂，饭后吃 2～3 颗就可以了。吃过山楂鲜果之后要及时漱口、刷牙，防止伤害牙齿。②山楂有促进妇女子宫收缩的作用，孕妇多食山楂，可能会引发流产，所以不宜多食。

助胃健脾汤

【食材】山楂片、炒麦芽、薏苡仁各 9 克，芡实 12 克，瘦肉 150 克，红糖少许。

【烹调】将瘦肉洗净切块，各药一同装入纱布袋内，一起放入砂锅中，加水后用文火煎煮至肉烂熟，去药袋，加调料和红糖即成。喝汤吃肉。

【功效】健脾胃、助消化。适用于食欲不振。

114

常吃鲫鱼，健脾利湿益胃肠

鲫鱼又名鲫皮子、肚米鱼，肉质鲜嫩，营养丰富。李时珍说："鲫喜偎泥，不喜杂物，故能补胃。冬月肉厚子多，其味尤美。"鲫鱼的烹调方法多样，可以做汤、熬粥、炒菜，也可以炸成干来食用。

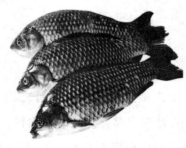

从中医的角度上说，鲫鱼味甘，性平、微温，常被用来治疗女性产后乳汁不足。唐代中药学家陈藏器说鲫鱼"头主咳嗽，烧为末服之。肉主虚羸，五味熟煮食之。脍亦主赤白痢及五野鸡病"；《食医心镜》有记载，鲫鱼"治脾胃气冷，不能下食，虚弱无力"。

鲫鱼浑身是宝，鲫鱼子有补肝养目的功效；鲫鱼脑有健脑益智的功效，而且将其放在竹筒里蒸过之后滴入耳内能治疗耳聋；将鲫鱼骨烧成灰后涂在被虫子咬过的溃疡处，有助于伤口愈合；鲫鱼胆汁涂在创口上能止痛。

呕吐： 活鲫鱼 1 尾，苍术 20 克，绿矾（皂矾）10 克。将鲫鱼去肠杂，不动鱼鳞，将苍术及绿矾填入鱼腹，用黄泥裹封，烧干存性研末。以米汤送服，每次 5 克，每日 2 次。

慢性胃炎： 鲫鱼 1~2 条，糯米 50~100 克，调料适量。将鲫鱼去肠杂，洗净，与糯米同入锅，加水煮粥，粥熟后去掉鱼刺，加入调料即可食用。每日 1 剂。

胃下垂： 鲫鱼 500 克，黄芪 40 克，炒枳壳 15 克。将鲫鱼洗净，同上述两味中药加水煎至鱼熟烂。食肉饮汤，每日 2 次。

脾胃虚寒之慢性腹泻，慢性痢疾等： 大鲫鱼 1000 克，荜拨、砂仁、陈皮各 10 克，大蒜 2 头，胡椒 10 克，泡椒 10 克，葱、盐、酱油各适量。将鲫鱼去鳞和内脏，洗净，在鱼腹内装入陈皮、砂仁、荜拨、蒜、胡椒、泡椒、葱、盐、酱油。锅内放入油烧热，将鲫鱼放入锅内煎，再加水适量，炖煮成羹即成。空腹食之。

小肠疝气： 每顿取鲫鱼 1 个，同茴香煮食。

脾胃虚弱，慢性腹泻，肛瘘： 大鲫鱼 1000 克，小椒末 6 克，草果末 3 克，将上述三味加水同煮至鱼熟。

但是吃鲫鱼的时候要注意以下几点问题：①内热者注意不要吃鲫鱼。阳虚体质和素有内热者忌食，易生热而生疮疡者忌食，感冒发热期间不宜多吃。②痛风患者不宜吃鱼，鱼类含有嘌呤类物质，会加重病情。③出血性疾病患者不宜吃鱼，如血小板减少、血友病、维生素 K 缺乏等。鱼肉中所含物质会抑制血小板凝集，加重出血症状。④肝硬化患者不能吃鱼。肝硬化时机体难以产生凝血因子，再加上血小板偏低，容易引起出血。⑤结核病患者也不能吃鱼。服用异烟肼时如果

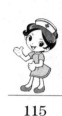

115

第五章 日常养胃食物一览表，保证健康不能少

食用某些鱼类容易发生过敏反应，如恶心、头痛、皮肤潮红、眼结膜充血等。

简易 食谱

姜橘椒鱼羹

【食材】生姜 30 克，橘皮 10 克，胡椒 3 克，鲜鲫鱼 1 尾（约 250 克），精盐适量。

【烹调】将鲜鲫鱼去鳞，剖腹去内脏，洗净；生姜洗净，切片，与橘皮、胡椒共装入纱布袋内，包扎好后填入鱼腹中，加水适量，用小火煨熟即成；食用时，除去腹中的药袋，加精盐少许，可单食。

【功效】温胃散寒。适用于胃寒疼痛、虚弱无力、食欲不振、消化不良、蛔虫性腹痛等症。

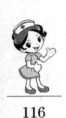

老中医 教你胃肠病调养之道

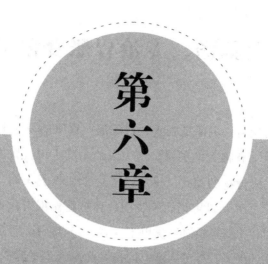

第六章

食疗胜似药，常见胃肠病食疗方

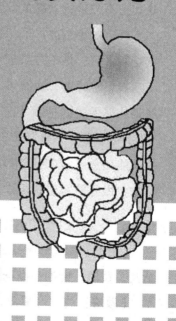

鳝鱼大蒜汤，专治胃胀食欲不佳

胃胀是中医病名，主证是胀满、胃脘痛。胃胀的发生和生活作息不规律、饮食不卫生有很大的关系。从中医的角度上说，胃主受纳，胃的舒张和收引能完成食物的消化。反之，胃舒张和收引失调，扩张甚于收引，胃胀乃成。之所以胃扩张而不收引，和脏腑伤损有很大的关系。明代名医张景岳曰："积劳积损及忧思不遂者，乃有所病。"所以胃胀常见于慢性疾病损伤的患者，外感寒湿，内伤饮食，情志失调多为其诱因。

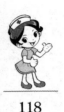

● 病例分析

最近一段时间，刘女士发现自己 8 岁的儿子小东吃饭时总是无精打采的，总是说自己不饿。一到晚上胃里还会发出"咕噜咕噜"的声音。刘女士不敢懈怠，赶忙带着儿子去楼下的中医诊所就诊。

医生对小东进行了一番检查，对刘女士说："孩子无大碍，就是有点受寒胃胀，是不是最近着凉了？"刘女士想了想回答道："前两天孩子吵着要吃红薯，我给烤了一块红薯，他拿着红薯就跑出去玩了，好像就是从那天之后他就不怎么爱吃东西了。"医生点了点头，继续说道："我给你推荐一个食疗方——鳝鱼大蒜汤，回去之后给孩子做着吃，很快就能痊愈。"同时嘱咐刘女士回家之后尽量让小东吃些清淡好消化的食物，做好防寒保暖工作。

鳝鱼大蒜汤

【材料】大蒜 1 头，鳝鱼 2～3 条，香菜或小葱 1～2 棵，色拉油、食盐、黄酒、麻油、高汤各适量。

【做法】将大蒜掰散、去皮后用刀拍扁；黄鳝宰杀，剖开，去除内脏，洗净血污，切成片状；香菜或小葱洗净后切碎。将锅置于火上，倒入少量色拉油，放入蒜瓣炒香后加高汤或清水。放入鳝鱼片，大火烧沸后转小火煮至鱼肉熟透，调入少许食盐、黄酒、麻油即可。

【用法】每日1剂，可分次佐餐温服。

医生嘱咐刘女士，如果按此方连续食用2天不见效，再带小东过来就诊。刘女士连声答应，回家之后按照医生的嘱咐每天给小东炖鳝鱼大蒜汤喝，第二天症状就有所缓解，一个星期之后胃胀的症状就消失了。

● 药膳解析

黄鳝是大补之品，民间素有"小暑黄鳝赛人参"的说法。从中医的角度上说，黄鳝味甘性温，这一点和人参相符。而且黄鳝可以作用于肝、脾、肾经，除了能补益气血、滋补强身，还可以温肾健脾、补肝理气，驱除人体十二经络之风邪，除去腹内冷气，治疗肠鸣和寒重气血闭阻不通等，非常适合胃胀患者服食。

从现代医学的角度上说，黄鳝含有一种特殊的物质——鳝鱼素，能清热解毒、凉血止痛、健脾润肠、调节血糖等。

大蒜可畅通人体气机，增强胃肠功能、促进消化，让食物营养更易被人体吸收和利用，同时还能治疗饮食积滞、脘腹冷痛等肠道疾病。

将黄鳝和大蒜合用，不但能调理胃肠，还能补虚强身，可谓"一箭双雕"。

仙人掌猪肚汤，调养糜烂性胃炎

糜烂性胃炎分为急性糜烂性胃炎、慢性糜烂性胃炎两种。其中，急

性糜烂性胃炎是以胃黏膜多发性糜烂为主要特征，又称急性胃黏膜病变或急性糜烂出血性胃炎，为上消化道出血的重要病因之一，约占上消化道出血的20%。慢性糜烂性胃炎又称疣状胃炎或痘疹状胃炎，通常症见饭后饱胀、反酸、嗳气、无规律性腹痛、消化不良等。糜烂性胃炎属于胃肠疾病中比较严重的病症，若治疗不及时，会导致病情恶化，而且糜烂性胃炎自身危害比较大，会严重影响患者的生活和工作。

● 病例分析

严女士是一名小学教师，已经40岁，工作压力并不大，也比较注重饮食营养，却没想到自己前段时间经常胃痛，痛起来如同针扎一般。后来到医院检查，结果显示胃黏膜充血，胃窦出现了多个疣状突起，而且有红疹样改变，被确诊为慢性糜烂性胃炎。

严女士觉得奇怪，不知道自己为什么会得这样的病。经过医生的仔细询问才发现病因，严女士从20岁开始就有吸烟的习惯，一开始每天抽半包，到现在已经增加到了近两包。虽然大多数人都知道吸烟不利于肺部健康，甚至会诱发肺癌，但却很少有人知道长期吸烟还会导致糜烂性胃炎。因为烟中的尼古丁会刺激胃黏膜，引起黏膜下血管收缩、痉挛，导致胃黏膜缺血、缺氧。临床研究表明，长期吸烟会诱发糜烂性胃炎、萎缩性胃炎、溃疡病等疾病。

医生告诉严女士，糜烂性胃炎一定要及时控制，否则很容易在此基础上诱发溃疡。严女士听了医生的话之后，决定戒烟，并赶忙问医生通过什么方法能治好胃病，医生建议严女士服用抑酸护胃的西药，不过这种方法只能用来缓急，却不能根治。

医生让严女士先服几天西药缓急，之后用中药、食疗方进行调养。通过检查，医生发现严女士舌色偏紫，有瘀斑，脉弦涩。中医将此类情况归属于瘀血型胃痛的范畴，常见症状为腹痛拒按，痛处固定，痛如针刺一般，夜间疼痛会加重，甚至会辐射至胸背，还可能出现呕吐、便血

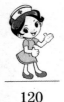

老中医 教你胃肠病调养之道

等症状。根据严女士的情况，医生给她开了仙人掌猪肚汤。

仙人掌猪肚汤

【材料】仙人掌 30～60 克，猪肚 1 个。

【做法】将仙人掌装入猪肚内，放入锅中，倒入适量清水，用小火炖至烂熟。

【用法】喝汤，吃猪肚。每日 1 次，连服 3～7 次。

严女士回去之后在服药的同时配合服食此药膳，1 个星期之后，胃痛症状就消失了。

● 药膳解析

仙人掌性寒，有行气活血、健胃止痛、清热解毒、散瘀消肿等功效。此外，仙人掌还能镇咳，对于严女士这种常年吸烟导致的肺热咳嗽有很好的疗效。仙人掌搭配性温的猪肚，不仅可以让整个汤不至于太过寒凉，还有非常好的补益作用。猪肚营养丰富，且易于被人体消化吸收，有补虚损、健脾胃、促进胃黏膜修复的功效。此汤能行气活血、健脾益胃，适用于气滞血瘀、胃痛年久不愈之证。

茴香猪肚汤，调理胃病效果佳

胃病困扰着很多人。据调查结果显示，中国约有 1.2 亿人患有胃病，这个数据还在不断扩大，且有低龄化趋势。

胃病有不同的种类和表现：有的胃酸分泌过多；有的胃酸分泌过少；有的分泌失调，时多时少。不过除了胃火炽盛，只要是慢性胃病，其实都可以用茴香猪肚汤来调治。

● 病例分析

陈女士今年三十出头，从十几岁开始就患上了胃病，一到秋天、天气转凉的时候，胃病就会发作，如今更是如此。她到诊所询问医生，发现主要症状包括：胃痛，喜暖怕凉，患胃病多年、反复发作。医生给她开了些治疗胃病的药后，又向她推荐了一款药膳——茴香猪肚汤。

茴香猪肚汤

【材料】小茴香籽30克，生首乌60克，猪肚1只。

【做法】将小茴香籽和生首乌放到猪肚内，用棉线将猪肚缝合，加冷水下锅，开大火烧沸，之后转小火炖熟即可。

【用法】吃猪肚喝汤，如果不怕苦可以连生首乌一起吃。小茴香籽不能吃。1只猪肚分两天吃完。每个星期炖1次，直到身体感觉舒适为止。通常而言，胃病患者连续吃3个星期就能感觉到明显效果。

陈女士回家之后遵医嘱严格用药，并且每周服用茴香猪肚汤，约3个星期之后，就觉得胃里舒服多了，天气凉的时候胃痛也不怎么发作了。

● 药膳解析

此方中的生首乌有去毒消肿、促进溃疡愈合、补虚补血、调节胃功能等作用。猪肚能提供营养、补中益气；调和药性、保护胃肠；引药归经，猪肚是入胃经的，能使茴香和生首乌的药性直达病灶。

西医认为慢性胃炎是幽门螺杆菌感染所致，而茴香、生首乌都有杀菌的作用。而中医认为长期的慢性浅表性胃炎多为寒凉伤胃、脾胃虚寒、肝气犯胃等因素共同作用所致。茴香既能发散寒气，又能温煦脾胃；生首乌入肝经，能祛肝风、补肝血。

肝气之伤，多由不良情绪所引起。绝大多数的胃病都和情绪有很大的关系，其中胃神经症最为典型，没有明显的器质性病变，一生气或紧张就

122

老中医教你胃肠病调养之道

会引发胃痛，此即为肝气犯胃。多数胃病其实就是心病，所以调理的过程中一定要保持愉悦的心情，不能生气，否则即使用再好的药都无济于事。

再来说一下何首乌，何首乌分生品和黑豆汁蒸制过的制首乌两种。二者的作用是有差异的，不能相互代替。制首乌的主要作用是补益，而生首乌还有祛风解毒、润肠通便的作用。此药膳宜选用生首乌，因其在此药膳方中不仅起补的作用，也起到"泄"的作用，制首乌没有此功效。

不过要注意一点，"是药三分毒"，本来起的是补益作用，用过量了就是毒，甚至可以致命，何首乌也是如此。对养肝的人来说，服药过量会伤肝，所以要严格控制药膳中的中药材用量。

胡椒紫苏生姜水，专治伤食呕吐

现在的年轻人饮食常没有规律，没有顾忌，遇到喜欢吃的就大吃特吃，对不喜欢的食物宁愿饿着也不吃。岂不知这样做很容易伤食伤胃。

伤食是中医术语，主要指由于饮食过量、生冷不均、杂食相克而导致食物滞纳在胃，无法消化，使脾胃功能减退而出现腹胀腹痛、吞吐不适的病症。

● 病例分析

小张是某公司的销售部经理，经常代表公司参加各种应酬。前段时间，小张陪客户去吃火锅，席间吃了很多涮羊肉，又喝了很多冰镇饮料和啤酒，生意谈成了，小张不禁又多喝了几杯。晚上十点多时，小张突然感觉腹胀难受，跑到卫生间一顿狂吐，吐后自觉胃部舒适很多。可第二天起床后小张又喝了一杯冷水，随后一整天看到食物就觉得恶心，而且胃虚胀冷痛，常吐清水。家里人赶忙带着他去看医生。医生得知小张是吃了生冷食物后开始胃部不适，他告诉小张，人的胃向来喜欢温暖，先热后冷让胃难以承受，于是出现短暂性的"感冒"。医生又说，对于这种受寒所致的伤食呕吐，治疗时应当温中散寒，于是给他推荐了一个食疗方——胡椒紫苏生姜水。

胡椒紫苏生姜水

【材料】白胡椒、紫苏、生姜各5克。

【做法】将上述材料洗净后放入锅中，加水煎汁，过滤去渣，分2次饮用。

【用法】每日1剂，连服1~3剂。

回家之后，小张就开始煎服此方，服1日后看到食物就有食欲了，但医生建议他暂时清淡饮食，尽量吃些温热、易消化的食物，小张这才管住自己的嘴，没敢吃油腻的东西。之后继续调养了几天，小张的胃口就恢复如初了。

● **药膳解析**

紫苏味辛，性温，归肺、脾经，有行气和胃的作用，常用于胸腹胀满证，和油腻食物一起吃有助于消化吸收，喝酒后吃些紫苏，可起到解酒的目的。紫苏还可解表散寒，用于风寒感冒。在我国，也只有南方会有吃新鲜紫苏的传统，其他地方很少吃。紫苏在日本比较受欢迎，凡有生食料理的店铺，都会提供新鲜或腌渍的紫苏叶作为佐食。这主要是因为紫苏有解鱼、蟹毒的功效，食鱼、蟹后引起的吐泻腹痛症状都可吃它来缓解。胡椒紫苏生姜水不仅适用于寒凝气滞型呕吐，还适用于溃疡病属寒凝气滞者，常见的症状是胃脘冷痛、口淡泛涎、不思饮食、恶心呕吐。

胡椒有温中下气的功效，可治寒痰食积、脘腹冷痛、反胃、呕吐清水等症。药理研究发现，胡椒的主要成分是胡椒碱，也含有一定量的芳

老中医 教你胃肠病调养之道

麻油、粗蛋白、粗脂肪及可溶性氮，能去腥、解油腻、助消化。此外，胡椒有防腐抑菌的作用，且性温热，对胃寒所致的胃腹冷痛、肠鸣腹泻有很好的缓解作用，可治疗风寒感冒。

生姜也是治疗胃寒的常用药，与胡椒搭配在一起，可温中理气、止呕，治疗伤食呕吐效果最好。

三者搭配，能温中暖胃，行滞消食，有效治疗伤食、胃寒引起的呕吐。

砂仁橘皮佛手柑粥，调治浅表性胃炎胸闷腹胀

浅表性胃炎其实并不算严重的胃部疾病，它只是一种慢性胃黏膜浅表性炎症，不必太过紧张。浅表性胃炎在临床上比较常见，占慢性胃炎的80%，多发生在31～50岁的人群身上。很多人虽然患病多年却不自知，主要是由于大部分患者没有症状或症状比较轻微，只是出现了不同程度的消化不良、进食后上腹不适，因此很容易忽略病情。此病多和饮食不节有关，患者发病的时候一般会有上腹隐痛的症状，空腹时通常无不适感，进食后会感到不适；患者常因进食冷、硬或辛辣等刺激性食物而疼痛，或者由于寒冷、情绪不佳而使病情加重。

从中医的角度上说，此病多为情志不舒、肝气郁结、气机郁滞，或饮食不节、过饥过饱，导致积滞不化、胃内壅塞引起的疼痛。久病会导致脾胃虚弱，如果此时受凉，就会诱发胃痛。慢性浅表性胃炎与其他胃炎一样，在中医上有虚证、实证之分，可以分为胃阴不足、肝郁气滞、湿热中阻、脾胃虚寒、胃络瘀阻等类型，治疗时要辨证用药。

● 病例分析

曹女士前几年得过急性胃炎，因为当时没能彻底治愈，病情反复发作，逐渐发展成慢性浅表性胃炎，经常腹胀、胃痛、嗳气，虽然吃了不少胃药，但病情始终未能好转。后来在朋友的建议下去看了中医。

医生见她舌苔厚腻、脉弦滑，而且曹女士自述胃脘饱胀、恶心、嗳腐吞酸，有的时候甚至会呕吐出不容易消化的食物，吐后胃痛症状减轻，遇到心烦气躁的事情时症状会加重。医生结合曹女士过往的病史和如今的症状、脉象进行了分析，判断为气滞型胃痛，给她推荐了一款行气健胃粥——砂仁橘皮佛手柑粥。

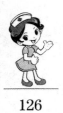

砂仁橘皮佛手柑粥

【材料】砂仁3克，橘皮、枳壳、佛手柑各6克。

【做法】将上述药材水煎，滤汁去渣，加粳米100克及适量水，共煮成粥。

【用法】早晚分两次服食，连服5~7日。

曹女士回去之后坚持服食此粥1周之后，腹胀、嗳气的症状就得到了缓解，食欲也开始逐渐增加。医生还嘱咐她，等病情好转之后，一定要避免吃辛辣刺激之品，同时放松心情，避免焦虑、紧张等。

● 药膳解析

气滞型胃痛主要表现为食积引起的消化不良，或情绪不佳而致的肝气郁滞，治疗时应当从理气和胃、消食化滞、疏肝健脾着手。此方中的砂仁味辛，性温，主要作用于人体的胃、肾和脾，能够行气调味，和胃醒脾。现代药理研究表明，砂仁可以增强胃肠平滑肌蠕动，促进胃消化酶的分泌，却不会刺激胃酸分泌，调节胃动力，所以能广泛应用在消化系统疾病的治疗上。橘皮性温，有理气调中、燥湿化痰之功效，能治胸腹胀满、不思饮食、呕吐打嗝、咳嗽痰多等症；枳壳行气导滞，可治脾胃气滞、脘腹胀满、食少吐泻；而佛手柑有理气化痰、止呕消胀、疏肝健脾等功效，对一般的消化不良、胸腹胀闷都有显著的疗效。三者搭配熬粥，能有效疏肝导滞、开胸顺气、调中等。

五仁粥养胃润肠，缓解中老年人习惯性便秘

中老年人由于容易被疾病困扰、身体虚弱或压力大等因素，经常受便秘困扰，而且持续时间长，甚至 1 个月以上排便困难。这种症状有时会持续好几年。这种长期性的慢性功能性便秘，医学上称之为习惯性便秘。此外，习惯性便秘并不仅仅局限于功能性便秘，还包括结肠性便秘和直肠性便秘。

● **病例分析**

陈先生被便秘困扰快 2 年了，常常 1 周才排便 1 次，大便并不干硬，只是排便很困难，常常排便结束之后累得气喘吁吁。后来他经朋友介绍去看中医，经医生诊断，确定是脏腑功能下降、气血不足、肠道不润、肠道蠕动功能减弱所致。医生没给他开药，而是开了个食疗方——五仁粥，嘱咐他回家之后每天熬制服食，连续服用 1 周之后再来复诊。

五仁粥

【材料】黑芝麻（炒）5 克，核桃仁 2 个，松子仁、桃仁（去皮、尖，炒）、甜杏仁各 10 克，大米 100 克。

【做法】将黑芝麻研碎；核桃仁、松子仁、桃仁、甜杏仁分别洗净；大米淘洗干净。将以上食材一同放入锅中，倒入适量清水熬煮成粥即可。

【用法】每日 1 剂，可以分次温服。

一周之后，陈先生的便秘症状已经有所改善，排便也不费力气了，医生嘱咐他继续服食此方，以巩固疗效。

● 药膳解析

此方中的黑芝麻是滋补佳品，而且有一定的药用价值。从中医的角度上说，黑芝麻味甘性温、滋养五脏、补益精血、润燥通便、乌发养发。

核桃仁味甘而性温，归肾、肺、大肠经，被誉为"长寿之品"，被中老年人视为保健佳品，能补肾温肺、润肠通便、补虚强身。此外，现代药理学研究表明，核桃仁富含优质蛋白质、脂肪、矿物质、维生素，有非常好的养肝补肾、补气养血、润肺滑肠等功效，经常食用可以辅助治疗便秘。

松子仁的营养价值和药用价值都非常高。从中医的角度上说，经常吃松子仁可以补肾益气、养血润肠、通便，适用于血虚及肠燥便秘的防治。现代医学表明，松子仁富含脂肪，有助于治疗习惯性便秘，而且因为松子仁脂肪的主要成分是亚油酸、亚麻酸等不饱和脂肪酸，因此老年人经常吃松子仁有助于防治心血管疾病。

核桃仁有破血化瘀、润燥滑肠的功效。现代药理学研究表明，核桃仁有显著的抗凝功效，可以抑制血液凝固，进而行血化瘀。核桃仁含有45%的脂肪，能增强肠道润滑性，促使大便快速排出。也正是因为如此，临床上才会视核桃仁为润下剂，经常用其治疗老年及虚弱者的虚性便秘。

甜杏仁味甘性平，质滋润，有滋阴润肺、宽胃润肠、通便导滞等功效。现代医学指出，杏仁因富含脂肪、碳水化合物、蛋白质、胡萝卜素、B族维生素、维生素C等营养元素，在润肠通便的同时可以为人体提供营养素。

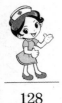

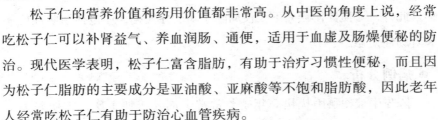

老中医 教你胃肠病调养之道

将上述五种食材搭配在一起，能补养五脏、补足气血，并能活血化瘀、润肠通便。不管是老年人还是体虚所致的习惯性便秘，都可以通过服食五仁粥来改善。

马齿苋绿豆汤，治疗大肠湿热型痢疾有奇效

大肠湿热证是指湿热侵袭大肠而表现出的证候。主要为外感湿热之邪，或因饮食不节等因素所致。

大肠湿热导致的痢疾主要发生在夏秋季节，为湿热之邪内伤脾胃，使得脾失健运，胃失消导，更挟积滞酝酿肠道导致的，属中医肠澼、滞下范畴。湿热侵袭大肠会表现出里急后重，或大便脓血，肛门灼热，小便短赤等。

● 病例分析

小韩今年二十出头，在餐馆当服务员，由于工作繁重，饮食无忌，也没有固定的吃饭时间，再加上暑热太重，就出现了腹泻。第二天虽然腹泻止住了，但是他的肚子还是很疼，在同事的帮助下来到医院就诊。

他自述腹泻之后不思饮食，小便短赤，里急后重，舌苔黄腻，脉滑数。经过一番诊断，医生确诊为典型的湿热之象，主要为饮食不洁，损伤胃肠，湿热之邪乘虚而入导致的。

于是医生给他开了 2 剂中药，嘱咐其回去之后按方服药，过两天再来复诊。第三天患者去复诊时腹痛的症状已经消失。把脉后医生又给他开了 3 剂中药，同时嘱咐他回去之后熬些马齿苋绿豆汤来喝。

马齿苋绿豆汤

【材料】马齿苋、绿豆各60克。

【做法】将干马齿苋洗净，绿豆淘洗干净，一同放入锅中，倒入适量清水，开大火煮沸5分钟后转成小火继续煮半小时左右，过滤留汁。

【用法】分次服下，每日服1～2次，连服3日。

小韩在服药的同时每天喝些马齿苋绿豆汤，一周之后，腹泻的症状消失，再次复诊，病情痊愈。

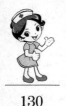

● **药膳解析**

马齿苋有清热利湿、解毒消肿、消炎、止渴、利尿等功效，和有清热解毒之功的绿豆同食，能起到很好的清热利湿之功，非常适合湿热泄泻或热毒血痢的患者服用。

从中医的角度上说，痢疾的发生主要为外受湿热、疫毒之气，内伤饮食生冷，伤及脾胃和脏腑导致的，治疗时应当注意辨证施治，或是通过药膳进行调理。

出现痢疾的时候，除了按照医嘱服药，通过药膳调理之外，还应当注意合理膳食，尽量吃些软烂、容易消化的食物，喝些果蔬汁、淡盐开水，必要时可以禁食一天。生冷油腻、辛辣刺激之品都不能吃了，以减轻胃肠负担，防止刺激胃肠。治疗加护理，痢疾即可早日痊愈。

涩肠止泻的石榴皮蜜膏，常腹泻就用它

中国自古就有"多事之秋"的说法，此说法并非空穴来风，因为一到秋季，人就很容易生病。秋季时，很多人还习惯着夏季的温度，喜

欢喝冷饮、吃凉食，容易导致胃肠道功能下降，进而出现腹泻。此时应当注意规律饮食，以温热、清淡、细软的饮食为主，同时根据天气变化增减衣物。

● **病例分析**

许多人都吃过石榴，但你有注意过石榴皮吗？吃完石榴之后将保留下来的石榴皮制作成"石榴皮蜜膏"，有助于防治腹泻、下痢等症，效果非常好。

刚入秋，李老师家的涛涛就开始腹泻，症状不严重，但是服药也不见好。眼见孩子的脸都有些消瘦了，李老师带着涛涛去了小区里的诊所，那里的医生给涛涛做了简单的检查，确定是受寒导致的腹泻，嘱咐李老师回去后多给涛涛穿些衣服，做好保暖。之后医生向李老师推荐了石榴皮蜜膏，嘱咐她回家后做给涛涛吃，有助于改善孩子的病情。

石榴皮蜜膏

【材料】新鲜石榴皮 1000 克，蜂蜜 300 克。

【做法】将石榴皮洗净后切碎，放入锅中，倒入 800 毫升左右的清水，用大火煮沸后转小火继续煎煮 30 分钟；取药汁，再加水 800 毫升，用同样的方法煎取药汁；过滤掉药渣后，将两次的药液合并，再次倒入锅中，熬至黏稠后关火。晾温后调入蜂蜜拌透，至完全晾凉后装瓶即可。

【用法】每次取 1～2 勺，用沸水冲服，每日服 2 次，一周为 1 个疗程。

李老师回家后开始控制涛涛的饮食，不让他吃生冷食物，即使是水果也会加热后再让他吃，同时给他熬制了石榴皮蜜膏。孩子连服了一周左右，腹泻症状就得到了缓解，涛涛又和以前一样活蹦乱跳了。

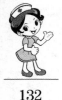

● 药膳解析

中医认为，石榴皮性温，味酸、涩，可以作用在肺、肾、大肠经，有温中散寒、燥湿涩肠的功效。现代医学也表明，石榴皮煎液对细菌性痢疾、阿米巴痢疾有非常好的疗效。而且石榴皮富含鞣制，它们在和黏膜、创面接触后，可以将局部蛋白质沉淀或凝固，在表面形成一个比较致密的保护层。因此，本方对肠炎、阑尾炎也有一定的功效。

莲肉止泻粥，专治老年人"五更泻"

"五更泻"又叫"鸡鸣泻""肾泻"。其病因为肾阳不足、命门火衰、阴寒内盛、脾阳虚弱，导致吃下去的食物在未经脾的运化和小肠吸收的情况下直接下注于大肠导致的。尤其对于上了年纪的人而言，肾气变得虚弱，肾阳逐渐衰弱，很容易发生"五更泻"。肾为先天之本，脾为后天之本，二者是互助互济的关系，一旦肾阳不足，脾阳也会跟着减少，进而发生腹泻。所以，此类患者除了要注意腹部保暖、忌食生冷之外，采用适当的食疗方法也是有必要的。

● 病例分析

60岁的秦大妈从5年前开始，每到凌晨5点左右便出现腹泻的症状，受凉的时候病情会加重。她的女儿今年40岁，也出现了这个症状。秦大妈心想，这种病肯定是有遗传性，也就没放在心上。直到有一次她因为高血压去医院拿药，和一位老中医无意间交谈，才得知自己是患了"五更泻"。那位老中医给秦大妈推荐了莲肉止泻粥，嘱咐她回去之后坚持服食，并注意防寒保暖。秦大妈牢记心里，回去之后便开始尝试。

莲肉止泻粥

【材料】去芯莲子 20 克，肉桂 3 克，猪苓 10 克，大米 50～100 克，红糖或白糖适量。

【做法】将去芯莲子、大米一同淘洗干净后放入锅中，倒入适量清水进行熬煮；肉桂、猪苓一同研成粉末；等到粥开锅后加入药末，继续熬煮至粥成，最后调入红糖或白糖即可。

【用法】每日 1 剂，可分次代餐温服。

连续服用一段时间之后，秦大妈的"五更泻"症状得到了显著缓解，她终于不用天天起早去厕所了。

● **药膳解析**

莲子性平，味甘、涩，入脾、肾经，有大补元气、补肾健脾、强健体质、涩肠止泻的功效，尤其适用于脾肾阳虚之大便溏泄及久泄、久痢，以及身体虚弱者进行调养和补益。现代医学表明，莲子含有大量棉籽糖，有非常好的滋补调养作用，尤其适合久病、女性产后和年老体虚者。

肉桂有温里的作用，能补元阳、温暖脾胃、通血脉，非常适合命门火衰导致的肢冷脉微、饮食减少、腹痛腹泻等病症。

从中医的角度上说，腹泻的发生和人体湿气太重有关，所以，治疗腹泻应当从利水渗湿着手。而中药猪苓刚好以利水渗湿为主，和茯苓、白术等利湿药相比，它可以入脾、胃、肺、肾、心经，能消水肿，治疗泄泻。

莲子、肉桂、猪苓三者搭配在一起，可通补五脏，疗体虚，治疗五更泻。

第六章 食疗胜似药，常见胃肠病食疗方

乌梅白糖汤，专治醉酒引起的胃肠不适

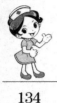

老中医教你胃肠病调养之道

饮酒是中国的传统文化，自古以来，无论是皇宫贵族，还是平民百姓，都和酒有着千丝万缕的关系。诗仙李白无酒便无灵感，诗圣杜甫也是无酒不欢，就连大教育家孔子都曾说过："夫酒无量不及乱。"但是你知道吗？饮酒过量不仅会误事，还会伤及胃肠。

喝醉酒之后，人会出现面红、头晕、头痛、口干口渴、神志不清、恶心呕吐等症状，现代医学称其为"酒精中毒"。民间有不少老偏方都能缓解酒精对人体的伤害，如果实在推不开应酬要喝酒，不妨试一试。

● **病例分析**

小张是某公司的业务员，因常年在外应酬，已经练出了一定的酒量。但他喝多后的感觉实在是太难受了，每次饮酒过量之后都会呕吐一番，感觉苦胆都要吐出来了，第二天醒来头痛欲裂，嘴里干苦。家里人经常劝他换个工作，总这样喝酒身体迟早要出问题，小张开始逐渐减少了饮酒量，饮酒之前适当吃些食物，并且从老中医那得到了一个解酒、护胃肠的偏方——乌梅白糖汤。

乌梅白糖汤

【材料】乌梅 3～6 颗，白糖 20 克。

【做法】将乌梅放入锅中，倒入 400 毫升清水，用大火烧沸后转小火煎煮 3 分钟，加入白糖继续煮 2～3 分钟即可。

【用法】每日 1 剂，代茶频温服。

后来只要是条件允许，小张出去应酬之前都会带上一杯乌梅白糖汤，喝酒前后喝上一些。慢慢地，醉酒的次数减少了，小张感觉自己的胃也比以前舒服多了。

● **药膳解析**

从中医的角度上说，乌梅味酸、涩，性温，可以作用在肝经、脾经、肺经、大肠经，有生津止渴、涩肠止泻的功效，可用来治疗久泻、痢疾、便血、尿血、血崩、呕吐等病症。现代医学研究表明，乌梅可以解酒精毒、保肝护胃，而且能防止食物在胃肠内腐化。乌梅含有大量苹果酸、儿茶酸，不仅可以生津止渴，刺激胃酸分泌和胃肠正常蠕动，增加食欲，还可以将适量水分引入大肠，加速粪便排出，进而防治便秘。可见，乌梅有非常好的解酒效果。对长期胃肠功能不好或病后食欲差、二便不利者来说，每天吃1~2颗乌梅可以帮助胃肠功能迅速恢复。

白糖味道甘甜，有滋阴泻火、解毒醒酒、和胃养肠、降浊怡神的功效。白糖和乌梅搭配应用，可酸甘化阴、温升寒降，能调理肝胆脾胃之气。此外，现代医学表明，白糖还可以抑菌防腐，常在饮食中加入白糖，也能达到保护胃肠的目的。

救必应煲猪瘦肉汤，专治脾胃湿热胃脘痛

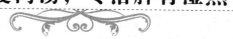

现代人中有很多深受胃痛困扰，因为他们的生活极为不规律，饮食不节。在这种情况下，胃饱受着"摧残"，发生胃痛也就不是什么稀罕事了。由于胃痛十分常见，所以很多人并不把它当回事，随便买点药

吃，或者干脆忍忍就算了。要知道，这种做法对自己的健康是不负责任的，拖延病情只会让病情越来越糟，甚至会导致更严重的后果。引起胃脘疼痛的疾病很多，所以胃痛时应当及时就医，以免引发更严重的后果。

● 病例分析

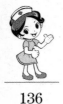

蒋先生患胃痛已经好几年了，胃痛症状时不时发作，他之前一直没放在心上，不是随便服点止痛药就是忍过去。但最近一段时间，他的胃痛发作更为频繁，而且疼痛更加严重，蒋先生只好去医院就诊。他自述去年夏天的时候喝了几次冰镇啤酒，导致胃痛症状更加严重，服用温中散寒药之后没什么效果。

蒋先生的主要症状是：胃脘压痛，嗳气反酸、口干口苦，睡眠和二便基本正常，舌紫暗，舌苔薄白，脉弦滑，很明显是胃气壅滞、湿热内蕴之征，应当从清热养胃阴、理气、活血化瘀着手治疗。医生给他开了一个疗程的药方。再次复诊的时候，蒋先生的症状已经明显好转，医生嘱咐他继续服药的同时，推荐了一个食疗方——救必应煲猪瘦肉汤。

救必应煲猪瘦肉汤

【材料】救必应 15 克，土茵陈 12 克，新鲜猪瘦肉 200 克。

【做法】将救必应、土茵陈用清水洗净；猪瘦肉洗净切成片。将上述食材一同放入砂锅内，倒入适量清水，开大火煮沸之后转成小火继续煲 1 小时左右，调味即可。

【用法】每日 1 剂，喝汤吃肉。

连续配合药膳治疗 1 个月之后，蒋先生的胃痛症状基本消失了。

● 药膳解析

此汤之中的救必应性寒、味苦，归肺经、肝经和大肠经，是常见的清热燥湿药；土茵陈归肺经和脾经，能清暑解表、利水消肿；猪瘦肉能滋养脏腑，补中益气。三者同用，即有清热止痛的作用，又可以有效治疗脾胃湿热导致的胃痛。

胃痛患者的病程通常较长，刚开始可能是摄入生冷食物，或饮食不规律等伤及脾胃，导致受纳和运化之功减弱，久而久之，水谷运化不佳，水化成湿，谷反为滞，湿浊蕴积成热，最终导致湿热内蕴。脾胃湿热的病因病机可以分成多种，不过脾胃的功能状态起着决定性的作用。虽然临床的胃痛诱因很多，但归根结底是脾胃虚弱导致的，脾胃虚弱无法完全运化水谷，时间久了就会湿滞化热。某些疾病也会导致脾胃功能失调，进而生湿热。

湿热壅滞脾胃导致的胃痛会表现出脘腹胀痛、不思饮食或恶心呕吐、口干口苦、身重体倦，出现此类症状时应当及时就医，在医生的建议下调理自己的脾胃。

胃病的病程一般都比较长，治愈期也是比较长的，应以治为辅，以养为主，尽量吃些清淡的食物，少吃肥甘厚味、辛辣刺激之品，合理膳食、规律三餐，戒烟限酒，同时注意不能边运动边吃东西，也不要迎着寒风冷气进食。

胡椒猪肚汤，温中理气治胃痛

胃痛又称"胃脘痛"，是指上腹部近心窝处发生疼痛的病症，常包括现代医学中急性胃炎、慢性胃炎、消化性溃疡、胃神经症、胃下垂等疾病。胃痛的原因很多，有因胃气虚弱、不易消磨食物而引起；有因饮

食不当或精神因素而引起等。对于精神因素引起的胃痛，除伴有热证的患者，都可以用猪肚进行调治。

● 病例分析

孙先生是某公司的部门经理，每天要处理的事情很多，整天忙得不可开交，饮食也变得随意起来。早餐不吃或者随便吃点面包，午餐就是方便面、火腿，或者叫个外卖，晚上回到家，妻子做了可口的饭菜，他又开始大快朵颐。到了夏季，冰镇啤酒加烧烤成了他的最爱。没过多久，孙先生就感觉自己的胃出了问题，经常胃痛，尤其是饭后。一开始他还没在意，但是后来胃痛频发，已经影响到了正常的工作，他才开始重视这个问题。后来，孙先生在朋友的建议下去看中医，被确诊为胃寒。除了开些胃药，医生还给孙先生推荐了一个食疗方——胡椒猪肚汤，嘱咐他回去之后坚持服食。

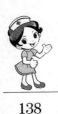

老中医教你胃肠病调养之道

胡椒猪肚汤

【材料】猪肚 1 个，白胡椒 5 克，生姜 3 克，食盐、料酒、醋各适量。

【做法】将猪肚内外洗净后放入锅中，生姜、白胡椒用刀面研碎后放入锅中，加入少许料酒；倒入 1000 毫升清水，煲 1～2 小时后关火，调入少许食盐，将猪肚捞出，切成条状即可。

【用法】每日 1 剂，分次温服。

回家之后，孙先生将这个食疗方告诉给自己的妻子，嘱咐她以后每天给自己的菜谱里加上这道汤。连续服食半个月左右，孙先生明显感觉胃痛发作次数减少了。

● 药膳解析

从中医的角度上说，白胡椒味辛、性热，气味芳香，有调气止痛、散寒温胃等作用，对于气郁或虚寒胃痛者而言，是非常理想的选择。

中医上有"以形补形"之说，而用猪肚养胃刚好符合这个原则。猪肚味甘，性温，归脾、胃经，有补虚损、健脾胃的功效，能治疗虚劳羸瘦、劳瘵咳嗽、脾虚食少、消渴便数、泄泻、水肿脚气、妇人赤白带下、小儿疳积等症。

白胡椒和猪肚搭配，能治疗脾胃虚寒。症见胃脘冷痛，得温则舒、腹痛呕吐、饮食减少、四肢不温、形寒怕冷，亦用于胃溃疡、十二指肠溃疡属脾胃虚寒等。

枳实白术粥除湿消炎，慢性胃炎就找它

很多人出现胃痛、胃胀的时候都不怎么在意，随便吃点止痛药或胃药不了了之，岂不知，自己很可能已经患上了慢性胃炎。慢性胃炎即是胃部黏膜的慢性炎症，分为慢性浅表性胃炎、慢性萎缩性胃炎、慢性肥厚性胃炎。临床较多见的胃窦炎是一种病变于胃窦部的慢性胃炎。各种慢性胃炎的临床症状颇不一致，其主要症状有：①中上腹无规律地灼痛、隐痛、钝痛、刺痛。②上腹或全腹饱胀，进食更甚，嗳气稍缓。③消化不良，食欲不振，苔厚腻或黄腻，干燥，而慢性萎缩性胃炎患者有时还伴有缺铁性贫血、消瘦。但无论何种类型的慢性胃炎，均因各种刺激因素长期或反复作用在胃黏膜上，造成胃黏膜营养障碍而削弱其屏障机制，在幽门弯曲杆菌等细菌作用下产生慢性胃黏膜的炎症。常见的病因主要有：口鼻咽部慢性感染病灶的存在；不正确的饮食习惯，如喜食高温烫茶、粗糙难消化的食物及辛辣调味品；不良的嗜好，如嗜食咖啡、长期酗酒、吸烟。

钱女士今年还不到40岁，最近一段时间她经常出现不明原因的腹痛，止痛药虽然没少吃，但是并没有起什么作用。后来去看中医，医生问她哪不舒服，她说总感觉上腹部疼痛，没有规律，以隐痛和胀痛为主。经过一番诊断，医生确诊她患的是慢性浅表性胃炎。

医生告诉钱女士，一旦慢性浅表性胃炎治疗不及时，就可能演变为慢性萎缩性胃炎，进而诱发贫血、消瘦、腹泻等症状。黏膜糜烂的患者出现腹部疼痛最为明显，甚至会伴随着呕血、黑便等出血症状。

随后医生给钱女士开了一个由枳实、白术、延胡索、香附子、焦山楂等10余味中药材构成的药方，嘱咐她回家之后每天服用1剂，煎汤饮服，调治半个月，同时嘱咐她在治疗期间避免吃辛辣刺激、过酸的食物，避免喝浓茶、浓咖啡等，适当吃些清淡易消化的食物，如小米粥、热面条等。饮食定时定量，不能三餐并做一餐吃。

复诊时，医生看钱女士的病情大有改观，又给她开了个食疗方——枳实白术粥。

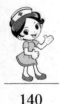

老中医教你胃肠病调养之道

枳实白术粥

【材料】枳实10克，白术15克，大米50~100克，白糖适量。

【做法】将大米淘洗干净后，和枳实、白术一同放入锅中，倒入适量清水；大火煮沸之后，转成小火继续熬煮至粥熟，调入适量白糖。吃之前挑出枳实、白术渣即可。

【用法】每日1剂，可分次代餐温服。

钱女士又继续服用了此粥一段时间，胃痛、胃胀的症状基本消失。

● 药膳解析

从中医的角度上说，枳实性寒，味苦、辛，归脾、胃经，《名医别录》上说枳实"破结实，消胀满，心下急痞痛逆气，胁风痛，安胃气，止溏泄，明目"。枳实能除胃内湿热、理气消食、杀虫解毒，还能有效治疗、缓解慢性胃炎导致的食欲下降、饭后饱胀、饮食积滞不化、胃脘痞满胀痛等症状。因为枳实可以除湿热，因此它是非常好的利水消炎之品，也是中医临床上常见的治疗胃炎的中药。

《神农本草经》上说白术"主风寒湿痹死肌，痉疸，止汗，除热，消食"。《长沙药解》上说白术"味甘、微苦，入足阳明胃经、足太阴脾经。补中燥湿，止渴生津，最益脾经，大养胃气，降浊阴而进饮食，善止呕吐，升清阳而消水谷，能医泄利"。现代医学表明，白术中的有效成分能消炎镇痛、抗溃疡，有效抑制胃肠平滑肌。

将上述两味中药搭配使用，可以有效治疗胃肠病或脾胃病导致的食少不化、脘腹胀满等症。所以，慢性胃炎患者在服药的同时适当服食这款药膳，则有助于疾病的康复。

葛根砂仁粥是个"多面手"，止泻止痛疗肠炎

肠炎是由细菌、病毒、真菌和寄生虫等引起的，表现为小肠炎和结肠炎。临床症状主要有腹痛、腹泻、稀水便或黏液脓血便。部分患者可有发热、里急后重的感觉，故也称感染性腹泻。肠炎按病程长短不同，分为急性肠炎和慢性肠炎两类。慢性肠炎病程一般在两个月以上，临床常见的有慢性细菌性痢疾、慢性阿米巴痢疾、血吸虫病、非特异性溃疡性结肠炎和局限性肠炎等。

● 病例分析

最近一段时间，周女士经常感到腹痛，而且伴随着腹泻，大便在腹内急迫感很强，急需解下才感到痛快。刚开始发病时，排出的是水样粪便，她也没当回事，以为是胃肠功能差引起的普通腹泻。哪知没过多久便出现了黏液脓样粪便，她整个人瘦了一大圈，精神状态很差，家里人催促她赶紧去看医生，她这才意识到问题的严重性。到医院经过一番诊断，确诊为肠炎，周女士感到非常诧异，不知道自己是怎么得病的。

医生给周女士开了阿米卡星和氨苄西林，让其连续服用 3 日。周女士去复诊时，医生给她推荐了一个食疗方——葛根砂仁粥，嘱咐她回家之后坚持服食。

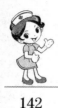

老中医教你胃肠病调养之道

葛根砂仁粥

【材料】葛根粉 15 克，春砂仁 10 克，炙党参 20 克，大米 100 克。

【做法】将春砂仁研碎，和党参一同放入锅中，倒入 400 毫升清水，熬煮至半熟时，倒出药汁，再添加 400 毫升清水，用同样的方法取得同样的药汁。大米淘洗干净之后，将其放入锅中熬煮至半熟时，倒入药汁继续煮至粥成，加入葛根粉搅拌均匀，再煮 1 分钟即可。

【用法】每日 1 剂，可以分次温服。

坚持服食一段时间之后，周女士的腹痛症状果然得到了好转，再到医院复查时，肠炎已经基本无大碍了。

● 药膳解析

从中医的角度上说，葛根性凉，味甘、辛，有生津止渴、升阳止泻、凉血止血、解肌退热的功效。不但能治疗肌表发热、消渴等症，还能治疗热泻热痢和脾虚泄泻等症。

砂仁有温补的作用，可以温补脾肾、理气导滞、消冷止痛。多年来，人们一直用它来温补脾胃，治疗寒凝所致的胃腹胀满、疼痛及肠鸣泄泻等病症。砂仁和葛根一寒一温，相互抑制，能让全方药性变得缓和，不管是急性肠炎还是慢性肠炎患者，都可以通过它们进行固肠止泻。

党参是传统的补益药材，功效以补中益气、养血生津、健脾实肠为主，对肠炎，特别是慢性肠炎导致的食欲下降、四肢无力、气短懒言等虚弱之症能达到缓解效果；而且党参本身也可用来调治慢性腹泻。现代医学研究表明，党参有增强机体抵抗力、提高超氧化物歧化酶活性、消除自由基的功能，而且能调节胃肠功能，对抗炎症和溃疡等。因此，党参对于急性肠炎和慢性肠炎都有一定的治疗作用。

但是在此提醒大家注意一点，肠炎有寒热之分，治疗的过程中还需辨证施治。如果是湿热内蕴型肠炎，伴随着身热烦渴、小便不利、泻下物恶臭等，则应将春砂仁去掉，换成 20 克左右的荷叶和干品葛根、炙党参同服。因为荷叶是清热利湿的上品，除了熬粥，还可以直接用来煎汤或代茶饮用。

竹茹藿香茶，胃肠湿热型呕吐就找它

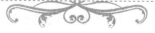

呕吐是常见的症状，导致呕吐的原因很多，如吃坏食物、药物反应、晕动症等。其实除了上述原因，胃肠内湿热、暑热也会使得胃气失降反升，进而诱发呕吐。

● **病例分析**

沈女士近期突然呕吐得厉害，且反复发作，面色非常差，家人就催促她赶紧到医院就诊。医生发现她面色黄肿，额头上还渗出了汗水，就问她哪里不舒服。她自述突然呕吐得厉害，甚至快要脱水了，而且经常口臭身热，胃内胀闷、恶心。经过一番诊断，医生确诊她的呕吐是胃肠湿热导致的，再加上当时正值夏季，天气潮湿闷热，所以她才会出现剧烈而频繁的呕吐。

医生并没有给她开药，而是推荐了一款竹茹藿香茶，嘱咐她回去之后每天喝 1 剂，有助于缓解呕吐症状，以后每次感到恶心、出现呕吐症状时都可以用它来泡茶。

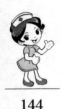

竹茹藿香茶

【材料】炒竹茹 10 克，藿香 5 克。

【做法】将竹茹、藿香一同放入大茶杯内，倒入适量沸水，盖后闷 10 ~ 15 分钟即可。

【用法】每日 1 剂，代替茶饮用。

沈女士回去之后连续服此茶半个月左右，呕吐的症状就消失了，而且感觉胃口好了很多，口臭症状也得到有效缓解。

● 药膳解析

此茶之中的竹茹味甘，性微寒，用生姜汁炒过的竹茹有去热除烦、降气止呕等功效，为临床上常用的治疗烦热呕吐、胃热呕吐的药材；藿香有清热化湿、清暑解表、除风散邪、和胃止呕的功效。竹茹和藿香同用，其清热化湿、除邪止呕之功更甚。

可以将上述药材加到粥中，效果也是非常不错的。具体烹调方法：取 10 克竹茹、5 克藿香一同放入少量冷水中浸泡 15 分钟，之后和 50 ~ 100 克大米一同熬粥，吃之前拣出药渣即可。

不过在此提醒大家注意一点，竹茹的用量应该在 5 ~ 10 克，若用来预防疾病，取 5 克左右就可以了。用竹茹治疗呕吐症状时，应当辨别症状，若为胃部感寒挟食导致的呕吐，最好不要用竹茹。

佛手扁豆汤，化湿解毒治胃溃疡

中国民间有句俗话："人吃五谷杂粮没有不生病的。"的确，胃作为五谷杂粮消化吸收的重要场所，每天承担着重要的消化任务，自然难免会出现一些问题。

溃疡病或消化性溃疡是一种常见的消化道疾病，可发生于食管、胃或十二指肠，也可发生于胃-空肠吻合口附近或含有胃黏膜的 Meckel 憩室内。因为胃溃疡和十二指肠溃疡最常见，故一般所谓的消化性溃疡是指胃溃疡和十二指肠溃疡。之所以被称为消化性溃疡，是因为既往人们认为胃溃疡和十二指肠溃疡是由于胃酸和胃蛋白酶对黏膜自身消化所形成的，事实上胃酸和胃蛋白酶只是溃疡形成的主要原因之一，还有其他因素可以导致消化性溃疡。由于胃溃疡和十二指肠溃疡的病因和临床症状有许多相似之处，有时难以区分，因此医生往往将其诊断为消化性溃疡或胃、十二指肠溃疡。如果能明确溃疡的位置，那就可直接诊断为胃溃疡或十二指肠溃疡。

● 病例分析

吴女士是一名白领，也是个工作狂，如果公司有重要的工作任务，她甚至可以为了工作牺牲自己的吃饭和睡觉时间。

最近一段时间，吴女士突然感觉有点不舒服，最明显的症状就是吃饭后会胃痛。一开始她以为是吃了生冷刺激的食物导致的，但是后来她尽量吃些温热、清淡、易消化的食物，可胃痛的症状仍然没有得到改善，而且以胀痛和烧灼样疼痛为主，每次疼痛都会持续 1 ~ 2 小时，之后症状会逐渐缓解。等到再次进食后，又会重复这种腹痛节律。从临床

第六章 食疗胜似药，常见胃肠病食疗方

经验来看，这是典型的胃溃疡表现，于是医生建议吴女士做个全面检查，检查的结果为胃溃疡。

医生告诉吴女士，回去之后尽量让自己的生活习惯有规律，饮食上注意尽量避免吃辛辣刺激性食物，防止胃黏膜再度受到刺激、胃蛋白酶分泌增多。

医生给吴女士开了一些治疗胃溃疡的西药，还给她推荐了 1 个食疗方——佛手扁豆汤，嘱咐她回去之后坚持服食。

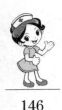

佛手扁豆汤

【材料】 佛手 10 克，白扁豆 30 克，薏苡仁 20 克，新鲜山药 100 克，白糖适量。

【做法】 将薏苡仁洗净后，倒入少许清水浸泡 5~6 小时，新鲜山药洗净后去皮，白扁豆洗净；将上述所有材料处理好后和佛手一同放入锅中，加 800 毫升清水，煮至白扁豆、薏苡仁开花熟烂即可。

【用法】 每日 1 剂，可分次温服。

吴女士回去之后坚持服药，并配合服食佛手扁豆汤一段时间，再到医院复查时，胃溃疡症状已基本痊愈。

● **药膳解析**

从中医的角度上说，佛手性温，味辛、苦，芳香行气，入肝、脾、胃经，有疏肝理气、和胃止痛之功，可以用来治疗胃气滞所致的胃脘痞满、食少呕吐等症。现代药理学研究表明，佛手含大量的黄酮苷、橙皮苷、有机酸、挥发油等能抑制胃肠道平滑肌的物质，能解痉止痛，是非常好的治疗肝郁胃痛的药物。

白扁豆有健脾化湿、利尿消肿的功效，还有一定的清肝作用。现代药理学研究表明，白扁豆煎剂有很高的抗菌、抗病毒作用，对于食物中毒引起的呕吐、急性胃肠炎有解毒作用。所以，不管是煎剂还是提取物制成的药物，都可以有效改善胃肠功能不足，或疾病导致的呕吐、泄泻、脘腹胀痛等症，对胃溃疡患者而言是佳品。

薏苡仁可以健脾利湿，同时又有除痹、清热消炎、排脓的功效，而且有非常好的美容护肤作用，对胃肠炎、胃肠溃疡等疾病有效。

从中医的角度上说，山药是补虚的佳品，能补益脾肾，养胃、涩肠道，是非常好的补胃食品。现代药理学研究表明，山药是治疗消化不良、慢性肠炎的理想药食两用之品。

公英白及汤，清肠平创面，治疗十二指肠溃疡

很多人对胃痛并不在意，等到实在无法忍受胃痛的折磨时才想到去医院，结果发现患上了胃及十二指肠溃疡。

其实，十二指肠溃疡在我国的发病率还是比较高的，主要发生人群为青壮年，男性的发病率比女性高，其内在诱因为胃酸异常分泌、幽门螺杆菌感染及非甾体抗炎药刺激所致。最显著的症状就是上腹部疼痛及不适，绝大部分患者伴随着各种消化不良症状，也有的患者在患病初期没有任何症状，到最后多重并发症同时出现，甚至伴随着胃溃疡。

十二指肠溃疡的病因、临床症状都和胃溃疡非常相似，是十二指肠被消化液腐蚀造成的黏膜肌层组织损伤，中医将其归入"胃痛""胃脘痛""心痛"的范畴。因此，治疗的方法与胃溃疡基本一致。可以通过服用公英白及汤来缓解病情。

● 病例分析

郑先生今年四十出头，是公司的业务部经理，喝酒应酬在所难免。

在全国各地奔波了十几年后，他明显感觉自己的身体状态较差。前段时间，郑先生开始胃痛频繁发作，有时还感觉恶心，稍微饮酒都会胃灼热、难受，更别说像以前那样陪酒了。

后来在家人的催促下，郑先生到医院做了胃镜检查，被确诊为十二指肠溃疡，医生给他开了些治疗溃疡的药物之后，又给他推荐了一款食疗方，嘱咐他配合食用，疗效更佳。

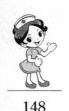

公英白及汤

【材料】干品蒲公英 10 克或鲜品蒲公英 50 克，白及 10 克。

【做法】干品蒲公英可直接使用，如果是鲜品蒲公英要先洗净；将白及放入锅中，倒入 500 毫升清水，用大火烧沸后放入蒲公英，转成小火继续煎煮 10 分钟左右即可。

【用法】每日 1 剂，分早晚两次温服。

连续治疗 1 周后，郑先生再到医院复诊，发现溃疡面已经有了明显的愈合，胃痛的发作次数也越来越少了。医生嘱咐他要坚持治疗，同时戒烟酒、清淡饮食，做好腹部保暖，郑先生连连点头。

 药膳解析

从中医的角度上说，蒲公英性寒，味甘、苦，可作用于肝经和胃经，而且能清热解毒、消肿消炎、利尿止泻、止痛生肌，除了可以治疗疔疮肿毒、目赤咽痛等症，还能用来治疗肠痈。

白及味苦，有降泄、降逆止呕的功效，因此，它可以解除膈肌痉挛，进而止呕止呃，又因为它味苦、涩，可以收敛止血、消肿生肌。现代医学研究表明，白及质黏，内含大量胶状成分，可以在食管、胃、肠道内的受损黏膜表层形成一层保护膜，进而减轻黏膜充血、红肿等症状。同时，白及还可以让末梢血管中的血细胞凝集成形，既能止血，又能促进创面肉芽的生长、愈合。此外，它还富含挥发油、甘露聚糖等多种抗菌化合物，因此能有效治疗十二指肠溃疡。

两味药搭配使用，可有效治疗十二指肠溃疡，长期服食效果更为显著。除了煎汤，还可以用这两味药材熬粥或泡茶，效果是一样的。

兔肉炖山药，针对内热型胃下垂患者的良方

胃下垂是由于膈肌悬力不足，支撑内脏的器官韧带松弛，或腹内压降低，腹肌松弛，导致站立时胃大弯抵达盆腔，胃小弯弧线最低点降到髂嵴连线以下。胃下垂经常伴随着十二指肠球部位置的改变。正常人的胃在腹腔左上方，直立时的最低点不应超过脐下 2 横指，其位置相对固定，对于维持胃的正常功能有一定作用。

现代人的饮食、生活不规律，经常饥一顿、饱一顿，或者边吃饭边工作，导致胃下垂的发病率逐年增加，发病年龄日趋年轻化。胃下垂容易导致横结肠下垂，当食物消化后的残渣在肠道中通过不畅时，便秘就会随之发生，而且多属于顽固性便秘。如果患者长时间遭受胃下垂的折磨，精神负担过大，还会出现失眠、头昏、头痛、抑郁等神经精神症状。

● 病例分析

王先生是公司的骨干人物，经常会有各种各样的饭局，看着饭桌上各色菜肴、酒水，王先生却是直犯难。这是怎么回事呢？

原来，多年来各种饭局的应酬，让王先生过食肥甘厚味、过量饮酒，最终患上了胃下垂。一开始患病的时候还没有什么不适感，但逐渐就开始出现腹部胀满、沉重、压迫的感觉，如果饭后活动，还会有明显

的疼痛感，一次进食量过大甚至会引起恶心、呕吐。

后来王先生去看了中医，医生告诉他，胃下垂和中气不足有关，由于中焦气虚，托举胃腑无力，才会出现胃下垂。治疗时除了要缓解腹部胀满、恶心呕吐、胃痛、便秘等症状，还要补足中气，让膈肌与腹肌托举有力，这样胃才能重新归于原位，确保一切功能正常运行。

医生给他开了补中益气丸，根据王先生还伴随有身体消瘦、咽干口渴、口臭、大便燥结等内热症状，又给他推荐了一款药膳——兔肉炖山药。

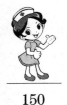

兔肉炖山药

【材料】兔肉、山药各 200 克，黄芪 20～30 克，生姜一小块，油、盐、酱油各适量。

【做法】将兔肉洗净后切块；山药洗净后去皮，切块备用；生姜洗净后切片；将锅置于火上，倒入少许油，放入兔肉煸炒出香味，放入生姜，调入酱油，翻炒均匀后倒入适量清水，至没过兔肉 3～5 厘米，放入山药、黄芪，一同炖至兔肉熟烂、山药熟透，最后调入适量盐即可。

【用法】每日 1 剂，分次佐餐服食。

王先生回去之后坚持服药，同时服用兔肉炖山药，胃下垂的症状明显得到缓解。再去医院复诊时，医生告诉他已无大碍，只是要注意切勿过饥过饱，饭后忌运动。

● **药膳解析**

从中医的角度上说，兔肉味甘，性凉，入肝、大肠经，古医书记载其有补中益气、清热止咳、凉血解毒、通利大肠等作用。很多养生专家的经验也表明，经常吃兔肉能祛病强身。现代医学研究表明，兔肉含有丰富的维生素和 8 种人体必需氨基酸，其中包括人体最易缺乏的赖氨酸、色氨酸等。经常吃兔肉能防止有害物质在人体内的沉积，让儿童健康成长、老年人延年益寿，使患者早日恢复健康。

山药有填肾精、补肾气、健脾补胃、滋养肠道、促进消化、敛汗止泻等功效，同时可以治疗虚热消渴，能帮助内热型胃下垂患者调理气虚体弱之症。

山药和兔肉配伍，能补血生津、健脾养胃，可以用来防治腹胀、食欲缺乏、大便稀薄等病症。

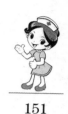

陈皮泡茶，最好的开胃药

脾胃主受纳、腐熟水谷，它是人体气机升降的枢纽。其中，脾气主升，胃气主降，一升一降的协同作用可以完成人体的消化吸收功能，保持人体气机的升降得宜。一旦脾气不升、胃气不降，水谷精微则无法被吸收，人就会脘腹胀满、嗳气、恶心呕吐、胃痛、食欲下降。此时就可以找陈皮来帮忙。

● **病例分析**

肖先生今年三十出头，是某公司的销售部门经理，每天忙于工作，虽然三餐按时吃，但大多数时候都是"糊弄"，随便点份外卖"狼吞虎咽"，或者干脆吃点零食果腹。今年夏天，肖先生突然觉得自己的胃口很不好，明明到了吃饭的时间，却一点食欲都没有，每次吃饭后都感觉胃胀。后来去看中医，经过一番诊断之后，医生发现肖先生的胃病并不严重，便没给他开药，而是推荐了一个偏方——陈皮泡茶，同时嘱咐他回去之后尽量避免吃辛辣刺激、生冷油腻的食物，还要放慢进食的速度，否则吃什么药都是"治标不治本"，肖先生点了点头。

陈皮泡茶

【材料】陈皮 10 克，绿茶 3 克，冰糖适量。

【做法】将陈皮、绿茶和冰糖一同放到干净的杯子中，倒入开水闷泡 5～10 分钟。

【用法】每日 1 剂，代茶饮用。

肖先生之后便改变了自己的饮食习惯，选择一些清淡易消化的食物来吃。连续服用陈皮泡茶一段时间之后，他的食欲不振、胃胀等症状果然消失了。

● **药膳解析**

陈皮性温，味苦、辛，入肺、脾经，有理气健脾、燥湿化痰的作用，经常用来治疗脘腹胀满、食少吐泻、咳嗽痰多等症。由于夏季贪凉、寒湿困脾而出现反胃、呕吐、食欲下降等症时，可以饮用陈皮泡茶，有健脾开胃、理气和中、芳香化滞等功效。

如果有呕吐症状，可取陈皮 6 克、生姜 12 克，加水 700 毫升煮取 300 毫升，分 3 次温服。脾虚、经常水肿者可用陈皮和冬瓜、鸭肉一起炖汤服食，有非常好的健脾祛湿功效。

选择材料时要注意一点，陈皮虽然是鲜橘皮晒干制成的，却不能用鲜橘皮来代替，因为鲜橘皮未经过加工，不具备陈皮的药用功效，而且鲜橘皮表面很可能有农药残留、保鲜剂等对身体健康有害的物质。此外，陈皮性温燥，干咳无痰、口干舌燥等阴虚症状者均不宜过量食陈皮。

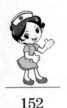

老中医教你胃肠病调养之道

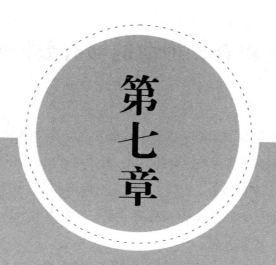

第七章

简单中药材，平价中药养好胃肠

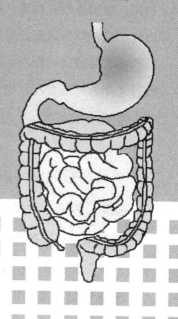

米面积食，神曲能够有效消除

神曲又叫六神曲，是面粉或麸皮和杏仁泥、赤小豆粉，以及鲜辣蓼、鲜青蒿、鲜苍耳等药物混合拌匀后，经发酵而成的加工品。

神曲性温，味甘、辛，归脾、胃经，有健脾和胃、消食调中之功，能治疗消化不良、食欲不振、肠鸣泄泻等；神曲适用于感冒兼有食滞者，产后瘀血、腹痛等症。

《本草述》中说神曲"治伤暑，伤饮食，伤劳倦，呕吐反胃，不能食"。《本草纲目》中说其可"消食，下气，除痰逆，霍乱，泄泻，胀满"。《药性论》中说其可"化水谷宿食，症结积滞，健脾暖胃"。

现代药理学研究表明，神曲富含 B 族维生素、酶类、麦角固醇、蛋白质、脂肪等营养物质，借助其发酵作用，可以促进消化功能。比如其所含的淀粉酶可以促进胃液分泌，消化谷类食物。中医在临床上借助其助消化、健脾胃的作用，用于治疗脾胃亏虚、消化不良，用其熬粥可以改善老年人脾虚食滞、消化不良。

胃痛：吴茱萸、生姜、半夏、神曲、党参、砂仁各 5 克，枣 2 粒，苍术 10 克。煎汤服。

食积心痛：用陈神曲 1 块，烧红，淬酒 2 碗，饮服。

腹泻：神曲、鱼腥草各 15 克，金锦香 30 克，陈皮 6 克。水煎服。

胃肠虚弱而致的消化不良、饱闷腹胀：大麦芽、六神曲各 20 克。水煎，空腹服，早、晚各 1 次。

食滞引起的腹胀气：鸡内金、神曲、麦芽、山楂各 15 克。水煎服，

老中医教你胃肠病调养之道

每日 1 剂，分两次服。

小儿疳积：核桃仁、莱菔子各 10 克，神曲 5 克。将上药共研细末，以红糖水送服，每日 2 次。

服用神曲的时候要注意以下几点问题：①神曲不宜久服，易损耗人体元气。②神曲性温，脾阴虚、胃火盛者不宜用。③孕妇慎用，易引起堕胎。④风热感冒者慎服。⑤过敏体质者慎服。

简易食谱

麦芽糕

【食材】麦芽 120 克，橘皮、炒白术各 30 克，神曲 60 克，米粉 150 克，白糖适量。

【烹调】先将麦芽淘洗干净后晒干；新鲜橘皮晒干后取 30 克；然后将麦芽、橘皮、炒白术、神曲一并放入碾槽内研为细粉状；把米粉、白糖同药粉和匀，加入清水调和，如常法做成小糕饼 10～15 块。每日随意食麦芽糕 2～3 块，连服 5～7 日。

【功效】消食和中，健脾开胃。适用于小儿不思饮食或消化不良、脘腹胀满。

积食，可用古老的小偏方鸡内金

鸡内金，又名内金、鸡肫、鸡肫衣、鸡食皮、鸡中金、化石胆、鸡合子、鸡黄皮、鸡肫内黄皮，性平、味甘，归脾、胃、小肠、膀胱经。

《本草纲目》中说其"消酒积，同豆粉丸服"；《滇南本草》中说其

"宽中健脾，消食磨胃。治小儿乳食结滞，肚大筋青，痞积疳积"。

鸡是一种杂食动物，吃谷粒、草籽，也吃虫子，但是鸡没有牙齿，不管吃什么都是囫囵吞枣，靠着胃来消化，可见鸡的消化功能之强大。鸡身上有两个胃，一个叫前胃，一个叫砂囊，砂囊即鸡肫。鸡没有牙齿，所以要吃一些石头和砂子放到鸡肫内，因此鸡肫又叫砂囊。吃下去的食物到了砂囊之后，会被鸡内金和砂石磨得很细，鸡内金可以消化硬食，因此用它调治积食非常有效。民间经常用其治疗消食积滞和小儿疳积等症。

民间有这样一个故事：有一个人刚满 30 岁，但总吃不进东西，常感觉有什么硬物堵在了胃部。这种症状已经持续好多年了。他听说有一位叫张锡纯的医生，其医术高超，于是他便前去拜访。张锡纯给他诊脉，其脉象沉而微弦，于是，张锡纯开出了一个方子：鸡内金 50 克、生酒曲 20 克。病患一看这药方只有两味药，便暗自怀疑张锡纯的医术，将信将疑地服用。结果，服用了几剂以后，他胃内的硬物全消，病情真的好转了。

婴幼儿腹泻： 鸡内金（炒）、枯矾各 50 克。将上药碾细末，3~6个月的婴儿每次服 1 克，6~12 个月的婴儿每次服 1.5 克，1~2 岁的幼儿每次服 2 克，2 岁以上酌增。每日 3 次，淡盐（糖）水送服。

小儿厌食症： 山药 10 克，山楂、鸡内金、白扁豆各 5 克，甘草 4克。将上药用水煎沸 15 分钟，滤出药液，再加水煎 20 分钟，去渣，两煎所得药液对匀，分服，每日 1 剂。

小儿消化不良： 鸡内金 30 克，山楂 20 克，郁金、山药、莲子、茯苓、麦芽、谷芽各 15 克。将上药共研细末，贮瓶备用。每次取 3 克，加鸡蛋 1 个调匀蒸熟，再加适量盐或蔗糖；也可用面粉将药末调匀，用麻油煎成油饼食用。每日服 1~2 次。

消食化积： 鸡内金 96 克，青黛、冰片各 2 克。将上药共研极细末，贮

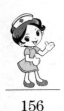

瓶备用，勿泄气。每取蚕豆大小的药粉，分别吹两侧咽喉。每日吹 4~6 次。

厌食症，属脾胃阴虚型：党参 50 克，山楂、乌梅各 20 克，白术、鸡内金各 30 克，红曲 10 克。将上药研末过筛去渣，每袋装 10 克，做成袋泡茶，用开水浸泡作茶饮。每日 3 次，每次 1 包。

骨结核，肠结核：鸡内金炒焦碾末。每次 9 克，每日 3 次，空腹用温黄酒送下。

服用鸡内金的时候要注意以下几点问题：①脾虚无积食者忌食。②忌空腹状态下服食。③凡大气下陷或咳嗽吐血等症，忌用鸡内金。④鸡内金消食作用虽好，但不可长期服用。

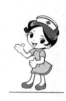

简易 食谱

大枣白术饼

【食材】 大枣 20 枚，白术 30 克，鸡内金 15 克，面粉 500 克。

【烹调】 将鸡内金烤干，研粉。先将白术放入纱布袋内，与大枣同煮 1 小时；去布袋，除去枣核，将枣肉压成泥；冷却后加入鸡内金粉、面粉混匀，加水适量，和成面团，再擀成薄饼，以文火烙成饼状。

【功效】 健脾益气，助消化。适用于各种慢性胃炎、消化不良。

厚朴帮你理气消食，可治气滞腹胀

厚朴，又名川朴。为木兰科植物厚朴或凹叶厚朴的干皮、根皮及枝皮。产于四川、湖北、安徽、福建、湖南、贵州等地。

厚朴性温，味苦、辛，归脾、肺、胃、大肠经，能行气除湿、化痰平喘；可治中风、伤寒、头痛、寒热惊悸、腹痛胀满、胃中冷逆呕吐、泻痢等症；也可用于妇女产前产后腹胀不安，能消积食、明目；对肺炎球菌、结核杆菌、痢疾杆菌，以及一些皮肤真菌等有抑制作用。另外，厚朴对心血管系统也有一定的调节作用。

便秘：厚朴、枳实各10克，大黄6克。水煎服。

虫积：厚朴6克，槟榔15克，乌梅3枚。水煎服。

霍乱吐痢不止：炙枇杷叶、桂皮、厚朴、陈皮各15克。将以上4味中药研成粗末。每服6克，加生姜3片，水煎，去渣，取汁，热服。不拘时服。

急性胃扩张：莱菔子20克，厚朴、核桃仁（打成泥）各15克。水煎服，每日1剂。

胃结石：将厚朴6～15克，枳实6～15克，大黄6～15克，鸡内金10～20克，焦三仙10～20克，槟榔片10克。水煎服，每日1剂。

气胀心闷，积食：将厚朴以姜汁炙焦后研为末。每次以陈米汤调服2匙，每日服3次。

小儿不进食，渐致羸瘦：使君子30克，去皮炙厚朴、陈皮、川芎各0.3克，研为细末调匀，用蜂蜜调制成黄豆大小的丸，3岁以上的小儿每次服2颗，3岁以下者每次服1颗，以米汤送服。

服用厚朴的时候要注意以下几点问题：①《品汇精要》中记载："妊娠不可服。"因此孕妇应谨慎服用。②气虚、津伤血枯者须禁服。③厚朴与鲫鱼同食容易伤胃，不可同食。

简易食谱

厚朴陈皮蛋黄汤

【食材】厚朴12克，陈皮、郁金、苏梗各10克，生姜2克，红枣、

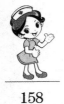
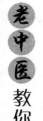

老中医教你胃肠病调养之道

红糖各 30 克，鸡蛋黄 2 个。

【烹调】将鸡蛋洗净，在外壳上打一个洞，让鸡蛋清流出，留蛋黄，备用；将厚朴、陈皮、郁金、苏梗、红枣全部装入纱布袋内，扎紧口；将药袋置大瓦罐内，加清水适量，用旺火煎 20 分钟；将鸡蛋黄打入药汁中，加入红糖，改文火再煎 30 分钟即可。吃蛋黄，喝汤，每日 1 剂，1 次服完。

【功效】活血化瘀，疏肝理气，补脾益血。

胃气不足易疲劳，试试甘草

《本草纲目》上有记载："诸药中甘草为君，治七十二种乳石毒，解一千二百种草木毒，调和众药有功，故有'国老'之号。"由此可见，从古代开始，甘草在中药中的地位就非常高。

甘草味甘，性平，归脾、胃、心、肺经，本身气和性缓，可升可降。生甘草偏于清热解毒、润肺和中，可调治咽喉肿痛、胃肠道溃疡和食物中毒；炙甘草就是将生甘草片用蜂蜜拌匀，同时炒制而成，可以补三焦之元气，能调治脾胃功能减退、大便溏薄等症。

《中国药典》中有记录，甘草"用于脾胃虚弱，倦怠乏力，心悸气短，咳嗽痰多，脘腹、四肢挛急疼痛，痈肿疮毒，缓解药物毒性、烈性"。《珍珠囊》中有记载，说其能"补血，养胃"。药方之中添加甘草大多用于调和药性，而非主治疾病。用其治疗胃痛、腹痛、腓肠肌挛急疼痛等病症时，常和芍药同用，可大大提升治挛急疼痛的疗效，如芍药甘草汤；用其治疗脾胃气虚、倦怠乏力等症，常与党参、白术等同用，组成四君子汤、理中丸等；用于美白，和白术、白芍、白茯苓同用构成三白汤。

到了夏季，很多人会在暑湿的影响下表现出轻微的腹泻症状，此时可以通过服用六一散改善症状。六一散由 6 份滑石和 1 份甘草组成，可以将其用水煮开后服下，能利湿止泻。服用此方的时候要遵医嘱，不可自行服用。

胃脘疼痛，腹胀吐酸：徐长卿 8 克，青木香 10 克，乌贼骨 5 克，瓦楞子 4 克，甘草 3 克，同碾粉。每次服 5 克，以水冲服。

胃肠虚弱：苍术、陈皮、木香、砂仁各 6 克，厚朴 10 克，甘草 5 克。水煎服。

慢性腹泻：人参 12 克，白术 15 克，干姜 10 克，甘草、附子各 9 克。水煎，取汁 200 毫升，每日 1 剂，分 2 次服。

胃寒痛：小茴香、干姜、木香各 10 克，甘草 6 克。水煎服。

呕吐：木香、炒白术、党参、茯苓各 10 克，砂仁、荆芥、防风、使君子、槟榔各 6 克，蝉蜕、甘草各 3 克。水煎服，每日 1 剂，分 2 次服用。

脾虚气滞：人参 12 克，白术、茯苓、陈皮各 9 克，甘草 3 克。水煎服。

久泻久痢偏于热者：诃子 30 克，木香 15 克，黄连 9 克，生甘草 6 克，共碾为末。每次服 6 克，日服 2 次。

服用甘草的时候要注意以下几点问题：①甘草不要多服、久服或当甜味剂嚼食（尤其是儿童），会产生类似肾上腺皮脂激素样的副作用，使血钠升高，钾排出增多，导致高血压、低血钾症，出现水肿、软瘫等临床症状。②古今将相反的药物都列为禁用。十八反中提到甘草反大戟、芫花、甘遂、海藻。

老中医教你胃肠病调养之道

甘草糯米粥

【食材】将炙甘草 10 克，糯米 50 克。

【烹调】炙甘草水煎 10 分钟，取汁加糯米熬煮成粥。1 次顿服，每日 1 剂，连用 5 日。

【功效】适用于脾胃虚寒型口腔溃疡。

砂仁能温脾止泻，适合受寒腹泻

《景岳全书》上有记载，砂仁"与木香、枳实同用，治疗脾胃气滞者，如香砂枳术丸"；《和剂局方》中说砂仁应配健脾益气之党参、白术、茯苓等，可用于脾气虚、痰阻气滞之证，如香砂六君子汤；《古今医统》上有记载，砂仁与人参、白术、熟地等配伍，以益气养血安胎，可用于气血不足、胎动不安者，如泰山磐石散；《珍珠囊》上说砂仁"治脾胃气结治不散"；《本草经疏》上说，砂仁"气味辛温而芬芳，香气入脾，辛能润肾，故为开脾胃之要药，和中气之正品，若兼肾虚，气不归元，非此为向导不济。若咳嗽多缘肺热，则此药不应用矣"。

夏季不仅炎热，而且降雨量大、湿气重，如果此时不注意防暑祛湿，很容易由于脾虚湿困而出现"苦夏"症状：食欲下降、精神状态差、疲倦、手脚没力气等。那么，怎么做才能让自己在暑湿交困的时候仍然可以保持良好的精神状态呢？一是健脾胃，二是化暑湿。中药砂仁就兼具这两种功效。

中医认为，砂仁性温、味辛，入脾、胃、肾经，具有化湿开胃、温脾止泻、理气安胎的作用，脘腹胀痛、不思饮食、恶心呕吐、腹泻等脾虚证都可以用砂仁进行调理。

呕吐： 取砂仁适量，研成细末。每次取 10 克，加适量生姜汁，用米汤调服。

腹胀： 砂仁、佛手各 15 克。用白酒 300 毫升浸泡，每次饭后饮 1 小杯。

食积泄泻： 取砂仁、鸡内金、麦芽各 30 克，共为细末，面粉适量，共同混合成面块，烙成饼，每张含药 3~6 克，每日食 1~2 张。

脾胃虚寒泄泻： 单取砂仁适量，研末吞服，每次 2 克，每日 2 次。

消化不良泄泻： 砂仁、焦苍术各 30 克，炒车前子 10 克，共研为细末，蜂蜜为丸。每次 6 克，每日 2 次。

虚寒腹痛泄泻： 胡椒 5 粒，砂仁 4 枚，加 400 毫升水，煎煮出味后，打入两枚鲜鸡蛋，煮熟趁热喝汤，食鸡蛋。

服用砂仁的时候要注意以下几点问题：①砂仁性温而味辛，凡阴虚火旺之人不宜多食。肺热咳嗽者勿食。②若恶阻偏寒者，可配生姜汁。③偏热者，可配黄芩、竹茹等，以助消热安胎之力。④本品温降之功尚可用治奔豚气痛，每与小茴香、吴茱萸等温里散寒药同用。

简易 食谱

砂仁肘子

【食材】 砂仁 50 克，猪肘子 500 克，葱白 10 克，生姜 30 克，绍酒 100 毫升，花椒 5 克，麻油少许，精盐适量。

【烹调】 将猪肘刮洗干净，沥去水；用竹签将皮扎满小眼，花椒、

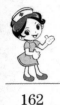

老中医 教你胃肠病调养之道

精盐放锅内炒烫，倒出稍凉，趁热在肘子上揉搓，后放于陶瓷容器内腌24 小时；葱切段、砂仁为细末；将腌好的肘子再刮洗一遍，沥去水分，在肉的内面撒上砂仁细粉，用净布包卷成筒状，再用绳捆紧；将捆紧的猪肘盛于盆内，放上姜片、葱段、绍酒，旺火上蒸 1.5 小时，取出晾凉，解去绳布，抹上麻油。佐餐服食。

【功效】滋养补虚，健胃行气。适用于脾胃虚弱、脾虚湿滞者，服之不致腹胀纳呆。

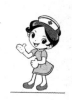

芡实，苏轼最爱的养生养胃之品

芡实是一年生水生草本植物，又叫鸡米头，性平，味甘涩，入脾、肾二经，有益肾固精、补脾止泻、除湿止带之功。主治遗精滑精，遗尿尿频，脾虚久泻，白浊，带下等。

芡实被誉为"水中人参"，有南芡、北芡之分，南芡主要产于湖南、广东、皖南、苏南一带；北芡又叫池芡，主要产自山东、皖北、苏北一带，品质比南芡稍微差一些。

中医养生学认为，芡实可抗衰延年，最益脾胃。宋代大文豪苏东坡步入老年时仍然身健体壮，面色红润，才思敏捷，这主要得益于他坚持每天吃煮熟的芡实。

秋季是非常适合吃芡实的，因为它能调节被炎热夏季消耗的脾胃功能，脾胃充实之后，再吃补品或难消化的补药，人体就能很好地适应了，而且对身体有益无碍。

《本草经百种录》上有记载："鸡头实，甘淡，得土之正味，乃脾

第七章 简单中药材，平价中药养好胃肠

肾之药也。脾恶湿而肾恶燥，鸡头实淡渗甘香，则不伤于湿，质黏味涩，而又滑泽肥润，则不伤干燥，凡脾肾之药，往往相反，而此则相成，故尤足贵也。"《本草求真》之中有云："芡实如何补脾，以其味甘之故；芡实如何固肾，以其味涩之故。"由此可见，芡实有补脾固肾之功。

现代研究发现，芡实富含淀粉，能为人体供能，而且含有多种维生素、矿物质，确保人体获得足够多的营养物质；芡实能增强小肠的吸收功能，因此可以调理由吸收不良导致的腹泻。

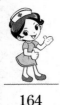

肝郁脾虚型抑郁症：红茶1克，合欢花15克，甘草3克，芡实、红糖各25克。将合欢花、芡实、甘草加水1000毫升，煮沸30分钟，去合欢花、甘草，加入红糖适量，再煎至300毫升，然后加红茶即可。每日1剂，分3次温服。

腹泻：山药20克，莲子、芡实、薏苡仁各10克，粳米100克。将所有药食材洗净，加水适量，煮成粥食用。

婴幼儿腹泻：泽泻、芡实、滑石、炒车前子各20克，焦山楂15克，炒苍术5克，砂仁3克，水煎取汁。

老幼脾肾虚热及久痢：芡实、山药、茯苓、白术、莲肉、薏苡仁、白扁豆各200克，人参50克。俱炒燥为末，白汤调服。

服用芡实的时候要注意以下几点问题：①芡实性涩，有较强的收涩作用，会使便秘患者排便更加困难，尿赤患者小便淋漓不尽，妇女产后恶露排泄不畅，故而便秘、尿赤患者及妇女产后皆不宜食用。②芡实虽有营养，但婴幼儿不宜食用，可能会导致小儿性早熟。③食用芡实时，要注意按照正确的方法食用。要用慢火炖煮芡实至烂熟，服用时细嚼慢咽，才能达到调养身体的作用。

┌────────────────────┐
　　　　　　　芡实山药糊
└────────────────────┘

【食材】芡实、山药各 500 克，莲子肉、藕粉各 250 克，白糖适量。

【烹调】将芡实、山药分别炒黄，共研末，加莲子肉、藕粉拌匀成散剂。每次不拘量，加白糖适量，调匀成糊状食用，每日 1～3 次。

【功效】治脾虚泄泻，久泻者尤宜。

藿香专治夏季腹泻、呕吐、没食欲

　　藿香，又名合香、苍告、山茴香等，是多年生草本植物，其叶呈心状卵形至长圆状披针形，花呈淡紫蓝色。著名的方剂藿香正气散最早收录在《太平惠民和剂局方》中，已经沿用九百多年。添加了藿香的方剂有很多，是夏季不可或缺的保健良药。

　　从中医的角度上说，藿香性微温，味辛，归脾经、胃经和肺经，有芳香化浊、开胃止呕、发表解暑之功。能够治疗湿浊中阻、脘痞呕吐、暑湿倦怠、胸闷不舒、寒湿闭暑、腹痛吐泻、鼻渊头痛等症。现代医学表明，藿香内的挥发油能促进胃液分泌，提升消化能力，缓解胃肠痉挛。

　　每到炎热的夏季，很多家庭都会备上几盒藿香正气水，因为它能防治中暑。中医将夏季分成夏和长夏，长夏多湿，和夏季的火气有很大区别。长夏处在夏秋之交，雨水较多，天气潮湿、炎热，湿热熏蒸，水气上腾，此时应该注意养脾，因为"脾喜燥而恶湿"。

《本草正义》中说藿香"清芬微温，善理中州湿浊痰涎，为醒脾外胃，振动清阳妙品……霍乱心腹痛者，湿浊阻滞，伤及脾土清阳之气则猝然缭乱，而吐泻绞痛，芳香能助中州清气，胜湿辟秽，故为暑湿时令要药"。《药品化义》中说："藿香，其气芳香，善行胃气，其芳香而不嫌其猛烈，温煦而不偏于燥热，能祛除阴霾湿邪，而助脾胃正气，为湿困脾阳，怠倦无力，饮食不甘，舌苔浊垢者最捷之药。"藿香能助脾气升清让你开胃，化湿邪让你头脑清明，芳香气味能化掉湿邪之气。

小儿腹泻：取艾叶、广藿香、韭菜根各 5 克，水煎 2 次，分 3 次服用，每日 1 剂。

胃炎（脾虚湿阻型）：取藿香、白豆蔻、诃子各 6 克，共研末，每次取 3 克，姜汤送服。

疟疾：取高良姜、广藿香各 15 克，研为末，均分为 4 服，每服以水 250 毫升，煎至 100 毫升，温服，未愈再服。

毒气吐下腹胀，逆害乳哺：藿香 50 克，生姜 150 克，青竹茹、炙草各 25 克。将上药混匀，每次取 25 克，水煎服。

服用藿香的时候要注意以下几点问题：①口服藿香正气类感冒药时最好不要吃甜食，因为甜食有生湿的作用，而藿香正气类感冒药是解湿的，二者相互抵消，会降低药效。②忌烟、酒及辛辣、生冷、油腻食物，饮食宜清淡。③高血压、心脏病、肝病、糖尿病、肾病等慢性病严重者应在医师指导下服用。④儿童、孕妇、哺乳期妇女、年老体弱者应在医师指导下服用。

简易 食谱

藿香粥

【食材】藿香 10 克（鲜者加倍），大米 100 克，白糖适量。

【烹调】将藿香择净，放入锅中，加清水适量，浸泡5~10分钟后，水煎取汁，加大米煮粥，待粥熟时下白糖，再煮1~2沸即成。每日1剂，连服3~5日。

【功效】芳香化湿、解暑发表、和中止呕，适用于湿阻中焦、脘腹胀满、暑湿侵袭、呕吐等。

消瘦乏力、吃饭呕吐，用党参食疗方

党参味甘，性平，有补中益气、止渴、健脾益肺、养血生津等功效，经常用来治疗脾肺气虚，食少倦怠，咳嗽虚喘，气血不足，面色萎黄，心悸气短，津伤口渴，内热消渴，懒言短气、四肢无力、食欲不佳、气虚、气津两虚、气血双亏、血虚萎黄等症。

《本草从新》中说党参能"补中益气，和脾胃除烦渴"。《本草正义》中有记载："党参力能补脾养胃，润肺生津，腱运中气，本与人参不甚相远。"由此可见，党参有补益脾肺之功。

党参性味平和，能够调补脾肺气虚。现代研究表明，党参能明显改善疲劳，尤其适合工作辛劳、耗气伤力导致的疲劳、精神不振等。此外，党参还能提高机体免疫力，对于肺气虚弱导致的易感、怕冷、打喷嚏、流鼻涕都有不错的调补功效。

党参的平和药性决定它虽然可以用于长期调补，但是单独使用见效缓慢，所以党参很少单独使用。家里如果有人胃口差、消化不良、大便稀烂等，可以用党参加北芪煲汤，此方能治脾虚；党参配枸杞子是气阴双补的配方，非常适合熬夜加班的人服用，因为熬夜会伤气、伤阴，仅仅食用党参补气很容易燥热，加些枸杞子即可气阴双补。

　　脾胃之气不足的时候，会表现出四肢困倦、短气乏力、食欲下降、大便溏软等症。而党参有增强脾胃功能、益气之功，可配合白术、茯苓、甘草、陈皮，或白术、山药、扁豆、芡实、莲肉、薏苡仁、茯苓等同用。

　　补气固表、补中和胃： 乌鸡半只，党参、淮山药、沙参各15克，水发香菇50克，大枣5枚，生姜适量。将乌鸡先在沸水中焯去血沫，与上述其他原料一起用文火炖1~1.5小时即可。

　　健脾益胃： 党参15克，扁豆30克，麦芽15克，粟米60克。将党参、扁豆、麦芽一同放入砂锅，加适量清水，煮40分钟，去渣留汁。然后放入洗净的粟米，如常法煮粥。

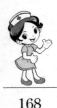

168

老中医 教你胃肠病调养之道

　　补中益气、调和脾胃： 党参、黄芪、淮山药各15克，白术10克，猪瘦肉200克，生姜适量。将猪瘦肉洗净切小块，与洗净的党参、黄芪、白术、淮山药、生姜一起放入砂锅，加适量清水，熬煮1.5小时，调入精盐即成。

　　滋肝肾，益脾气： 将鸽肉洗干净，切成小块，与龙眼肉、党参同入砂锅，加水800毫升，武火烧开后，转成文火炖煮30分钟；加入枸杞，文火再炖煮10分钟即可。

　　服用党参的时候要注意以下几点问题：①气滞、怒火盛或中满有内火的人群应当在医师指导下使用党参，使用党参时最好和食材搭配在一起，效果更佳。②党参不可与藜芦同时食用，会导致食物中毒的严重后果。服用党参期间不要食用萝卜，也不要喝茶。党参补充血气，萝卜却有消耗血气的功能，若同时食用则没有功效。

　　简易 食谱

　　党参麦芽茶

　　【食材】党参30克，白术15克，麦芽90克，冰糖适量。

【烹调】先将麦芽洗净，放入不锈钢锅中，加适量水，用大火煮沸后，改用小火煮5分钟。再加入切好洗净的党参片及白术片一起煮20分钟后，加入适量冰糖或不加糖。放冷后，用铺双层纱布的不锈钢漏勺过滤，即可饮用。亦可置于冰箱中做成凉茶随时饮用。

【功效】健脾助运，降低血糖。适用于消化不良，糖尿病，病后体虚。

湿困脾胃没食欲，夏季多吃白扁豆

白扁豆性微温，味甘。归脾经和胃经。有健脾化湿、和中消暑之功。适合脾胃虚弱，食欲下降，大便溏泻，白带增多，暑湿吐泻，胸闷腹胀的人食用。炒白扁豆有健脾化湿之功，适合脾虚泄泻、白带多的人食用。

最早记载白扁豆的文献是南朝陶弘景著的《名医别录》。李时珍的《本草纲目》中提到："取硬壳白扁豆，连皮炒熟，入药。"硬壳白扁豆的子充实，白、微黄，其气腥香，性温平，得乎中和，脾之谷也。有通利三焦、化清降浊之功，可治疗中宫之病、消暑除湿、解毒。壳软、黑鹊色者，性微凉，常食可调脾胃。《中国药典》中提到，白扁豆有"健脾胃，清暑湿"之功，常用来治疗脾胃虚弱、暑湿泄泻、白带等症。一句话，白扁豆浑身是宝，其果实、果皮、花、叶都能入药。其性微温，味甘，可入脾经和胃经，有补脾胃、和中化湿、消暑解毒之功，能够治疗脾胃虚弱、泄泻、呕吐、暑湿内蕴、脘腹胀痛、赤白带下等症，还可解酒毒。

脾胃虚弱，食少呕逆，慢性久泻，暑湿泻痢，夏季烦渴：取炒白扁豆、粳米各 60 克，一同放入锅中熬粥，至粥熟。作早晚餐服食。

慢性结肠炎：五味子、党参、白术、补骨脂各 20 克，白扁豆、白芍、地榆、槐花、陈皮各 15 克，干姜、甘草各 10 克。将上药加水煎沸 15 分钟，滤出药液，再加水煎 20 分钟，去渣，两煎药液调兑均匀，分服，每日 2 剂。

急性胃肠炎：车前草 15 克，淡竹叶、干荷叶各 9 克，白扁豆 30 克，粳米 60 克。将车前草、淡竹叶、干荷叶水煎，滤汁去渣。另用白扁豆、粳米加适量水煮粥，待粥熟加入药汁，再稍煮成稀粥。每日 1 剂，分 2 次服，连用 3 日。

消化性胃溃疡，脾虚阴亏：白豆蔻、枳壳、陈皮、降香各 5 克，莲子肉、白芍、沙参、麦芽各 12 克，白扁豆、白术、青皮各 8 克，桂枝、九香虫各 2 克。水煎服，每日 1 剂。

疟疾：白扁豆（炒）50 克，绿豆（炒）100 克。将上药一同研成末状，加白面 200 克，用水调成梧桐子大的丸剂。用凉水送服。忌热物。

服用白扁豆的时候要注意以下几点问题：①白扁豆未炒熟，吃了以后很可能发生食物中毒，在食后的三四个小时内可能出现头痛、恶心、呕吐等现象。所以要注意，白扁豆不能生吃或未熟透食用。②豆类食用过多易气滞，让人感到腹部特别胀，所以不能一次吃太多，可以常吃，但一定要注意量。

老中医 教你胃肠病调养之道

简易 食谱

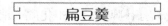

扁豆羹

【食材】白扁豆 250 克，白糖 100 克，葡萄干、山楂糕各 15 克，糖桂花少许。

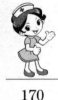

【烹调】将白扁豆用淘米水浸泡去皮，加水煮软，再加白糖煮化，撒上山楂糕、葡萄干、糖桂花即成。空腹食用，每日分 3 次食完。

【功效】健脾化湿、消暑和中。适用于脾胃虚弱导致的腹泻、呕吐、食欲不振、妇女白带多等。

汤里加点肉豆蔻，寒冬暖胃不生病

肉豆蔻，又名迦拘勒、肉果、肉蔻，为肉豆蔻科植物肉豆蔻的干燥种仁，产于我国南方亚热带地区。它生长于高温、潮湿环境。性温，味辛；归脾、胃、大肠经；温中行气，涩肠止泻，适用于久泻、久痢及虚寒气滞导致的脘腹胀痛、食少呕吐等症。

《本草正义》上有记载："肉豆蔻，除寒燥湿，解结行气，专理脾胃，颇与草果相近，则辛温之功效本同，惟涩味较甚，并能固及大肠之滑脱，四神丸中有之。温脾即以温肾，是为中下两焦之药，与草果之专主中焦者微别。"《本草汇言》上也有云："肉豆蔻，为和平中正之品，运宿食而不伤，非若枳实、莱菔子之有损真气也；下滞气而不峻，非若香附、大腹皮之有泄真气也；止泄泻而不涩，非若诃子、罂粟壳之有兜塞掩伏而内闭邪气也。"

脾虚泄泻，肠鸣不食：取肉豆蔻 1 枚、乳香 3 小块，面裹煨熟，去面，碾为细末。每次 3 克，米汤送服，小儿每次 1.5 克。

脾肾阳虚型痢疾：薤白、肉豆蔻、五味子、葛根、槟榔、赤芍、炙黄芪各 10 克，干姜、补骨脂、桔梗、桂枝各 6 克，吴茱萸、制附片(先煎)各 3 克，茯苓 15 克，生白术 20 克，黄连 5 克。将上药以水煎服，每日 1 剂。

食少呕吐：取肉豆蔻 1 枚，饭后嚼服；或肉豆蔻、补骨脂各等份碾粉，每次服 5 克。

水湿胀腹：肉豆蔻、槟榔、牵牛各 10 克。将上药以水煎服。

脾虚胃热：石莲肉 20 克，肉豆蔻末 3 克。将石莲肉碾成细末，加入肉豆蔻末，一起用米汤水调服。

服用肉豆蔻的时候要注意以下几点问题：①用肉豆蔻的时候要严遵医嘱，不能过量，否则易引起中毒，出现神昏、瞳孔散大及惊厥。人服肉豆蔻粉 7.5 克以上，会引起眩晕，甚至谵语、昏睡，大量服用可致死亡。②湿热泻痢、阴虚火旺者禁服肉豆蔻。

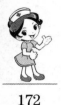

老中医教你胃肠病调养之道

简易 食谱

豆蔻饼

【食材】肉豆蔻 30 克，面粉 100 克，生姜 120 克，红糖 100 克。

【烹调】将肉豆蔻去壳，研为细末；生姜去皮洗净，捣烂加少许水，绞生姜取汁 250 克；将面粉、肉豆蔻粉、红糖、生姜水和成面团，做成小饼约 30 块，然后放入平底锅内，烙熟即可。

【功效】本品温中健脾、消食止泻，适用于小儿脾虚腹泻或受凉后所致的水泻。热痢和湿热的小儿应忌用。

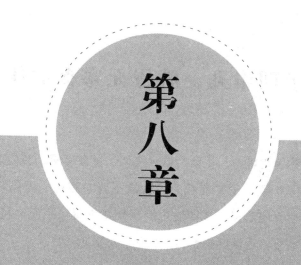

第八章

胃肠调养中药方，

老中医教你治愈胃肠病

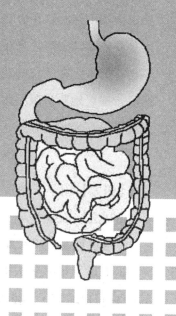

附子理中丸，脾胃无寒食欲佳

脾阳虚又称脾胃虚寒，主要为饮食失调、过食生冷、劳倦过度、久病或忧思伤脾等所致，主要症状为：食欲下降、腹胀、胃痛而喜温喜按、四肢不温、大便溏稀，或四肢水肿、畏寒喜暖、小便清长或不利、妇女白带清稀而多，舌淡胖嫩，舌苔白润，脉沉迟等。

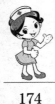

老中医教你胃肠病调养之道

● 病例分析

有一个女患者，第1次来月经的时候因为不懂如何护理身体，居然用冷水洗澡。从那以后，她每次来月经都感觉疼痛难忍。她不仅怕冷，有时候甚至还会上吐下泄。所以，不管春夏秋冬，只要来月经的第1天，她都不仅要趴在电热毯上，肚子上还要捂着热水袋。即便如此，她还是要依靠吃去痛片来缓解疼痛。三四年了，月月都这样，为此她痛苦不已。后来，在朋友的劝告下，她选择去看医生。医生在了解了她的病况后，建议她坚持服用附子理中丸、补中益气丸。没想到只过了半年，她就不再痛经了。

附子理中丸

【组方】附子（制）、党参、白术（炒）、干姜、甘草。辅料为蜂蜜。

【制法】炼蜜为丸。

【用法】每次服4丸，每天服3次。

1周后，杨先生去医院复诊：头痛发作1次，疼痛略减，疼痛持续的时间也缩短了，继续服药2周后，头痛不再发作，只是偶尔有轻度不适，食欲有所提升，大便成形。医生嘱咐杨先生继续服用附子理中丸，但是要减少服用剂量，每次服 2 丸，每日服 3 次，连续服药 5 个星期之后改服 1 丸，以巩固疗效，服药 7 个星期之后，头痛完全消失。

● 药膳解析

附子理中丸是由附子理中汤衍化而来的，附子理中汤由名医张仲景所创立，它的药物组成全是纯阳的热药：人参、干姜、白术、甘草，到了宋代又增加了附子，即我们现在看到的附子理中丸。《本草纲目》是这样形容附子的："其性善走，故为通行十二经纯阳之要药，外则达皮毛而除表寒，里则达下元而温痼冷，彻内彻外，凡三焦经络，诸脏诸腑，果有真寒，无不可治。"

此方之中制附子大补阳气、散寒，附子大辛、大热，好的附子片用舌舔一下，舌会有麻的感觉。有老中医讲，服药后口唇有麻木感，则说明附子用量已经很足了，应暂停服药，否则可能有中毒的危险。党参健脾益气，有益于中焦气机之升降。干姜，由生姜干燥所得，由于其色白，因而又称白姜，和生姜相比，干姜的温热之性比生姜要好，但仍然有降胃气、止呕吐的功效；干姜与附子同用，温阳散寒的功效大增，中医上有句话叫"附子无姜不热"，意思就是说，附子要与姜配伍才能发挥其热之药力。甘草在此方里应为炙甘草，有健脾益气兼具调和的作用。

诸药配伍，有温中健脾之功效，适用于脾胃虚寒、脘腹冷痛、呕吐泄泻、手足不温、头痛等症。

补中益气丸，脾胃不虚，治愈无名低热

脾胃气虚主要是饮食失调，劳倦过度损伤脾胃，或久病之后耗伤脾气，脾胃运化失司所致。主要症状包括：胃脘痞闷，似胀非胀，食少纳呆，食后胃脘发堵，倦怠无力，舌质淡或胖，苔薄白。

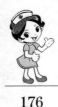

● 病例分析

小何是一名网络运营人员，工作压力大，任务繁重，经常熬夜加班，周末也是单休。工作一年以后，小何整个人看起来憔悴了不少，没精神，面色发黄，身形瘦弱。几个月前，小何开始经常在早晨起来时头痛，下午两三点钟发热，体温在 38 摄氏度左右，心里烦躁，口渴，想喝热水。一开始她并未在意，以为是办公室内封闭的环境引起的燥热，燥热的时候还很怕冷风，稍微吹点凉风就会发冷。这种情况持续一段时间之后，她有点担心自己的身体了，到医院做了检查，但各项指标都正常，这下子她更迷惑了，发热、头痛的症状仍然存在，怎么可能没病呢？

后来小何在同事的介绍下去看了中医，被确诊为脾虚、气虚导致的低热。其实，和小何症状类似的人并不在少数，大多是由于脾虚、气虚导致的发热，他们的共同特点是：不忙了、休息好了，体温就会低一点，越累就越容易发热。之所以会发热，是因为脾气虚，中气无法达到体表，表现出来的就是发热。发热和感冒不同，不是全天的，而是一阵一阵的，活动起来之后气更虚，固不住了，热就会浮越在外，发热加重。李东垣解释为："脾胃之气下流，使谷气不得升浮，是生长之令不行，则无阳以护其荣卫，不任风寒，乃生寒热，皆脾胃之气不足所致也。"想喝热水是因为脾气不能运化，无法将喝进去的水转为身体所用，因此常常是越喝越渴的状态。之所以会头痛，是因为早上阳气刚升，头为"诸阳之会"，一定要有阳气供养才可使头脑清醒、灵活，而气虚者本身阳气虚弱，能供给头脑的阳气很少，所以早晨起来会头痛，尤其是起得猛、起得快的人更会头痛、头晕，稍微活动之后症状会减轻些，因为阳气逐渐强大，头痛症状自然可以得到好转。医生给小何开了补中益气丸调理身体。

补中益气丸

【组方】 黄芪（炙）、党参、白术（炒）、当归、陈皮、升麻、柴胡、甘草（蜜炙）。

【制法】 炼蜜为丸。

【用法】 口服，一次 8～10 丸，一日 3 次。

连续服药一段时间之后，小何的低热症状就消失了，整个人的气色也好了不少。

● 药膳解析

此方之中的黄芪甘温，补中益气，升阳固表，是主药；辅以党参、炙甘草、白术益气健脾；黄芪益气补中；陈皮理气和胃；当归养血和营；少量升麻、柴胡，可助主药升提下陷之阳气。将上述药材合用，则使脾胃强健，中气充足，除劳倦、寒热，气陷自举。

补中益气汤是李东垣在《脾胃论》中为内伤热中证创立的甘温除热法的代表方剂。李东垣认为，饮食失节、劳倦过度、强烈的精神刺激是导致脾胃疾病的主要因素之一；脾胃是气血生化之源，为精气升降运动之枢纽，所以一旦脾胃生病，则百病丛生。

李东垣目睹了当时的不安定生活对人们脾胃的影响，"补中益气汤"也就应运而生。由此可见，适合服用补中益气丸的人大多劳心劳神，长年用脑影响了脾胃功能。

保和汤，专治小儿积食伤脾胃

小儿积食主要指小儿乳食过量，伤及脾胃，乳食停滞在中焦而形成的胃肠疾患。积食多发生在婴幼儿的身上，会表现出腹部胀满、大便干燥或酸臭、矢气臭秽、嗳气酸腐、腹部胀热等。积食时间一久，会导致小儿营养不良，影响其正常的生长发育。

● 病例分析

吕先生3岁多的儿子前段时间突然不好好吃饭了，看到饭就一脸不高兴的样子，吕先生不敢耽搁，赶忙带着孩子去小区里的诊所看病。医生仔细一问才得知，吕先生的妈妈最近一段时间从乡下过来照顾孙子，奶奶很疼爱孙子，为了哄他开心，整天给他做各种各样的好吃的，孙子每次都吃很多，老人看了非常开心。可是最近几天，孙子却突然不吃东西了，腹部胀痛，口中有臭味，吐酸水，大便溏泻。经过一番诊断，医生发现孩子的舌苔厚腻，脉滑，很明显是积食停滞所致。于是嘱咐吕先生回去之后给孩子熬些保和汤服用。2天后再来复诊。同时嘱咐吕先生回去之后严格控制孩子的饮食，切勿再致积食。吕先生连连点头。

保和汤

【组方】山楂、神曲、炒莱菔子各6克，蜂蜜适量。

【制法】将炒莱菔子研碎，用双层纱布包好，和山楂、神曲一同放入锅中，倒入约500毫升的清水，开大火煮沸之后，转成小火继续煎煮10分钟左右；捞出药包，同时捞净其他药渣，每次饮用之前调入适量蜂蜜即可。

【用法】每日服 1 剂，代替茶来饮用，分 2～3 次温服。

两天之后，吕先生带着儿子前来复诊，孩子的积食症状已经痊愈，又恢复了往日的活泼。

● **药膳解析** ▨▨▨▨▨▨▨▨▨▨▨▨▨▨▨▨▨▨▨▨▨▨▨▨▨▨▨▨▨▨▨▨▨▨

此方之中的山楂开胃、助消化，主要得益于其补气健脾、消肉化积、活血散瘀等功效，为老少皆宜的保健药食；神曲有健脾和胃、消食化积的作用，被历代医家用来调理脾胃功能，主治饮食停滞、消化不良、脘腹胀满、食欲不振、呕吐泻痢等症；莱菔子就是萝卜籽，炒熟之后药性下降，变得缓和，而且有宜人的香气，擅长消食除胀、降气化痰，能治疗积食腹泻、气喘咳嗽等症，并且还能避免生食导致的恶心等副作用。此外，莱菔子质地酥脆，容易研碎煎出其药效。

此方借鉴的是保和丸中的三味药，但用于改善患儿的积食症状已经足够。除了煎汤，也可以取此三味药熬粥。但是要注意一点，气虚积食、痰滞的患儿不宜服用此方，因为此方辛散耗气，会加重气虚、痰滞症状，甚至会引发严重后果。另外还要注意，莱菔子每人每日用 6～10 克为宜，不可过量。

一捻金汤，除积滞，还脾胃健康

积滞是指小儿乳食不节，停积中脘、食滞不化所形成的一种胃肠疾患。主要表现为不思乳食，食而不化，腹部胀满，大便不调等。主要发病人群为婴幼儿，通常患儿预后良好。个别小儿积滞日久，迁延失治，可转成疳证。

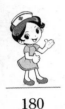
● 病例分析

施女士5岁的女儿桃桃就诊前一年前突然患上咳喘，虽然服用过一段时间的清肺化痰、止咳停喘的药物，但病情仍旧反复发作。后来在朋友的推荐下，施女士带着女儿去找一位知名老中医就诊，了解到孩子的情况之后，那位老中医给桃桃仔细检查了一番，才发现孩子的痰盛咳嗽症状是内热积滞导致的，因为她除了有喘咳痰多的症状，还出现了胸腹发胀、便秘、烦躁口苦、尿黄的症状。小儿脾胃不和、痰食阻滞的时间久了会化热犯肺阻肺，诱发痰盛咳喘之症。如果只是单纯地服用止咳停喘的药物是不能从根本上解决问题的。老中医给孩子开了一捻金汤，嘱咐施女士回去之后让孩子服下。

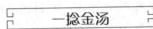

一捻金汤

【组方】大黄6克，炒牵牛子5克，人参1~2克，冰糖适量。

【制法】将炒牵牛子研碎后用双层纱布包好，和人参一同放入砂锅，倒入500~600毫升清水，开大火煮沸，之后转成小火继续煮10分钟，再和大黄一同煎煮2~3分钟，去渣后，调入适量冰糖即可。

【用法】每日1剂，分2~3次服下。

连续服用几天之后，孩子的咳喘症状得到了显著缓解，施女士非常开心。可见，虽然是小小的咳喘症状，但如果不对症下药，也是很难治愈的。

● 药膳解析

此方之中的大黄味苦、性寒，归脾、胃、大肠、肝、心包经。有攻积滞、清湿热、泻火凉血、祛瘀解毒的作用，适合胸闷、水肿腹满、小便不利、咽喉肿痛、胃热呕吐等实热症。因此，积滞内热者宜用大黄。牵牛子性寒、味苦，入肺经、肾经和大肠经，主要功效是杀虫攻积、泻水通便、消痰除饮，能治疗痰饮积、虫积导致的水肿胀满、二便不通、气逆咳喘、虫积腹痛等症；人参能补益脾肺，养胃生津，补虚健体。上药搭配，寓补于泻，泻中有补，补泻结合，可防止小儿身体受到伤害。

柴胡舒肝散加减，专治肝气郁结型消化不良

　　肝气郁结型消化不良是一种病症名，临床表现为胃脘痞塞或胀痛，嗳气吞酸，心烦易怒，时欲太息，会因情志不舒而加重。主要病机为：情志不和，郁怒伤肝，横逆犯胃，气机阻滞，所以会感到胃脘痞塞或胀痛满闷不舒；胁是肝之分野，所以还会有胁肋撑胀的感觉；气滞上逆，则嗳气；酸为木之味，木郁故吞酸；肝气不舒，故心烦易怒，时欲太息；情志不舒，会加重肝郁，所以也会加重病情。舌淡红，苔白，脉弦，都是肝气郁结的征象。

● 病例分析

　　朱女士今年四十出头，六年前开始断断续续出现胃痛、胸腹两胁隐痛、纳差、便溏的症状。一开始她没当回事，随便吃点胃药，但是六年来症状迁延不愈，大便稀溏，黏滞不利，每天排便2~6次，心情不好的时候就会发作；有的时候胃脘疼痛难忍，连及胸胁，口苦，纳差等。她经常服用香砂养胃丸、诺氟沙星等药，虽然可以暂时缓解症状，但没有明显的疗效。后来在家人的陪同下去看中医，经多项检查没有发现器质性病变。后医生对其进行一番诊断，概括其主要症状包括：粪便黏滞；常有腹痛，便后缓解；脉弦细，舌苔薄白，质红。确诊其是肝气郁结，横逆犯胃，累及大肠导致的消化吸收不良综合征。治疗时应当从舒肝健脾、行气解郁着手，后为其开了柴胡舒肝散加减。

柴胡舒肝散加减

　　【组方】柴胡、枳实、青皮、陈皮、香附、川芎、当归、川楝子、延胡索、佛手各10克，白芍20克，炒白术15克，茯苓30克，甘草5克。

　　【制法】将上药用水煎。

【用法】1日1剂，早晚温服。

两周之后，朱女士复诊时，上述症状基本消失，改服逍遥丸、香砂六君子丸以巩固疗效。

● 药膳解析

柴胡和解表里，疏肝升阳；枳实破气消积，化痰散痞；青皮疏肝破气，消积化滞；陈皮理气健脾，燥湿化痰；香附疏肝解郁，理气宽中，调经止痛；川芎辛温香燥，走而不守，既能行散，上行可达巅顶，又入血分，下行可达血海，活血祛瘀作用广泛；当归补血活血，调经止痛，润肠通便；川楝子疏肝泄热，行气止痛，杀虫；延胡索活血，理气，止痛，通小便；佛手疏肝理气，和胃止痛，燥湿化痰；白芍养血调经，敛阴止汗，柔肝止痛，平抑肝阳；炒白术燥湿利水，止汗，安胎；茯苓利水渗湿，健脾，宁心；甘草调和诸药之性。

疏肝理气、健脾和胃是治疗消化吸收不良综合征的基本疗法。两法同时应用有协同作用，效果更佳。单独使用药力单一，疗效较差。上述药材配伍，既能调理脾胃，又能疏肝解郁，可以有效治疗肝气郁结型消化不良。

治疗本病除药物治疗外，调理情志也是非常重要的，《素问·举痛论》上有云："百病生于气也。"是说"气为百病之因"。按照病因疗法，治病要先除病因，气顺则病瘥。

木蝴蝶金银花代茶饮，治好食管反流

在食管和胃的结合处有个部位叫贲门，贲门太松，会引起胃酸或胆汁进入食管腔内。食管黏膜很容易被胃酸腐蚀，进而诱发炎症。多数人患此病都是由不良生活习惯导致的，比如餐后平躺、进食过量，过食甜腻、油腻之品等，都会导致胃内的东西向食管反流。

● **病例分析**

　　孔先生被胃灼热、反酸的症状困扰了很多年，而且经常觉得喉咙痛，胸部有烧灼感，咽痒干咳，有时会无缘无故呕吐，到了晚上情况会更严重，到医院做了几次检查，却并未找出确切病因。一开始他还以为是呼吸道出了问题，每次到医院看病都挂呼吸科的号，可每次都没查出自己得了什么病，或者直接被当成慢性咽炎。孔先生又挂了消化科，结果还是被当成普通胃病，服用一堆胃药都没什么效果。他的心里越来越没底了，每次胸口痛时，就怀疑自己得了心脏病。后来，他去挂了消化内科，才被确诊为胃食管反流病。

　　孔先生到医院就诊，之所以一直找不到诱因，是因为此病容易被误诊为咽喉疾病，有时甚至会被误诊成慢性咽炎。

　　此病的治疗方法有两种，一种是利用各种抑酸剂避免胃酸反流，还有一种是通过手术进行治疗。手术治疗适用于病情较严重、食管下端括约肌已经完全丧失功能的患者，具体做法为在食管下端放个人工阀门，防止胃酸等反流至食管。考虑到孔先生的病情还不算严重，医生给他开了促进胃肠动力、抑酸剂等药物进行治疗。待病情得到控制之后，医生又给孔先生开了个中药方——木蝴蝶金银花茶，嘱咐他回去之后坚持服用。

木蝴蝶金银花茶

【**组方**】木蝴蝶10克，金银花15克，甘草5克。

【**制法**】煎水代茶饮。

【**用法**】连服5~7日为一疗程。

　　连续服用此中药方半个月左右，孔先生的胃食管反流引起的火热灼痛症状彻底消失了。

第八章　胃肠调养中药方，老中医教你治愈胃肠病此方适用于肝郁化火、胃阴虚火旺而致的食管炎。方中的木蝴蝶为紫葳科植物的干燥成熟种子，它味苦、性寒，有清热利咽、养阴生津、疏肝和胃、敛疮生肌的作用，常用作止咳润肺药、和胃药。《纲目拾遗》中说它"治心气痛，肝气痛，下部湿热"；《滇南本草》记载它"定喘，消痰，破蛊积，除血蛊、气蛊之毒，又能补虚，宽中，进食"。

金银花自古被誉为清热解毒的良药，它甘寒清热而不伤胃，具有抗炎解热的作用，可用于各种热性病（如热毒疮痈、咽喉肿痛等）的治疗。

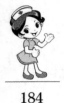

甘草能调和药性，缓解胃及肠管痉挛，有抗炎、抗酸等作用。经常服用这个方子，可以治疗轻度的胃灼热和心胸间火热灼痛，或由于鱼刺等外伤引起的食管部位火热灼痛等症。

但是提醒大家注意一点，如果长期出现饭后反酸、胃灼热、咽喉痛等症状，最好到正规医院消化内科就诊，在医生的建议下对症用药，而不能擅自选择偏方、验方。

藿香正气水，有效治疗胃肠型感冒

感冒可作为身体不舒适的一般用语，而胃肠型感冒可作为胃肠道不舒服的一种统称。其实，很多人都有胃肠感冒的毛病，尤其是在炎热的夏季，如果在饮食方面稍稍大意，吃一点辛辣、生冷，或者不易消化的食物，就会感觉到得胃肠不舒服，这就说明你已不幸"中招"了。

胃肠型感冒主要是由一种叫"柯萨奇"的病毒引起的，同时伴有细菌性混合感染。在医学上，胃肠型感冒又称"呕吐性上感"，它的主要症状是呕吐、腹泻、腹痛。患者因肠蠕动加倍增快时而感觉到疼痛，或是肠壁黏膜因发炎而红肿，虽然看不到红肿，但是可以感觉到疼痛。

中医认为，在这种症状下，如果用止泻药物进行治疗，非但不会缓解病情，反而还会延误病情。因为胃肠性感冒的发病诱因主要是来自外部刺激等多种因素，尤其是在天气冷暖变化时发生得更为频繁。这一方面是由于冷空气对胃肠有一定的刺激作用，另一方面是由于不规律的生活作息和不良的饮食习惯等。

● 病例分析

半个月前，魏先生突然出现食欲下降、恶心、呕吐、腹痛、腹泻等症状。一开始，他还以为是吃坏了肚子或受凉引起的，于是自行买了一些治疗胃肠炎的药服用，但连续服药几天后病情仍不见好转。最后他在家人的催促下来到一家医院就诊，医生检查后诊断为"胃肠型感冒"。当时魏先生觉得奇怪：怎么会是感冒呢？医生告诉他说：发热、头痛、咳嗽、流涕、周身不适为人们所熟知的感冒症状，而食欲差、反酸、胃灼热，以至恶心、呕吐，且伴有轻微腹痛、水样腹泻等是"胃肠型感冒"的主要症状。

随后，医生给魏先生开了一盒藿香正气水，告诉他每次服半支到一支，即5~10毫升，一日2次，用的时候一定要摇匀；同时叮嘱他回去后避免喝冷藏的饮品，多吃新鲜的蔬菜和水果，多吃容易消化的食物，保持房间内空气流通，还要尽量少去人多拥挤的公共场所。

藿香正气水

【组方】由苍术、陈皮、厚朴（姜制）、白芷、茯苓、大腹皮、生半夏、甘草浸膏、广藿香油、紫苏叶油共10味药物组成。

【制法】制成深棕色的澄清液体。

【用法】口服，每次5~10毫升，每日2次，用时摇匀。

回家后，魏先生按照医生提醒的注意事项，连续服用藿香正气水，不久胃肠型感冒症状就彻底消失了。

● 药膳解析

藿香正气水是夏季家庭的常备中成药，主要由藿香、苍术、陈皮、厚朴、白芷、茯苓、大腹皮、半夏、甘草、紫苏等中药组成，具有散寒化湿、和中祛暑的作用。人们常用它来治疗脘腹胀痛、呕吐腹泻以及胃肠型感冒等。

藿香，别名枝香、排香草、野藿香、土藿香、杜藿香，是唇形科一年生或多年生草本植物广藿香的全草，其根（藿香根）亦供药用。它味苦，性微温，是中医临床上常用的理气祛湿药，以祛暑解表、化湿和胃为主要功效，可以消除暑热所致的头晕、头痛、胸脘痞闷、呕吐及泄泻等症。所以，人们都把它当作解暑、防中暑、夏季感冒的良药。

近年来出现了一种备受好评的新药——藿香正气滴丸。藿香正气滴丸主要通过水溶提取，不含乙醇（酒精），没有刺激性气味，口感也比较好。不仅如此，它还保留了藿香中极易挥发的有效成分，在口服后约6分钟可溶解吸收，从而发挥了滴丸剂型高效、速效的特点。日常生活中，它被用作急救药品使用，再加之其卓越的疗效特点，临床上除了被应用于胃肠型感冒的治疗，也广泛应用在对空调病、急性胃肠炎、痢疾以及夏季中暑等的防治。它不仅可用于居家旅行，也成了人们四季常备的药品。

老中医教你胃肠病调养之道

人参健脾丸，增强胃动力助消化

胃动力不足，就是通常说的消化不良，是引起功能性消化不良的一

个关键原因。如果把人们的身体比作一台精密的机器，那么，人们的胃就相当于它的"发动机"。食物在胃中经过消化、分解之后，才能产生营养、能量，供给身体活动所需。可以想象，一旦"发动机"没了动力，机器的运转必然大受影响。可是由于各种原因，胃动力不足者大有人在。

从生理学的角度来讲，胃主要分为近端胃和远端胃。前者主要负责容纳和储存吃下去的食物，后者主要负责对食物进行混合与研磨。胃部通过这种有规律的蠕动，将消化后的食物推送到十二指肠，这个过程叫"胃排空"。正常情况下，人们需要4~6个小时，才能将胃中的食物消化掉，被身体吸收和利用，并进行正常的新陈代谢。

然而，也有不少人的消化功能较差。对于这些人来说，即使是正常的饮食，他们的胃肠都难以消化。所以，在每次饮食过后，他们总感觉肚子胀胀的，可能是因为未消化的饮食，又像是一股气在胃肠内滞留而发胀。这些都是因为胃动力不足，正常的蠕动功能减弱，导致胃的内容物排空延迟或受阻，进而出现一系列的不适，比如腹胀、隐痛、嗳气、食欲下降，甚至恶心、呕吐等症状，都与胃动力不足有关。

● **病例分析**

陶女士是某公司的销售副总。她是公司公认的女强人，凡事都要亲力亲为，绝不允许拖延半分钟。即使是下班回家，她也是一副忙忙碌碌的样子，好像总有忙不完的工作。

最近一段时间，陶女士感觉自己的身体很不舒服，为了不影响正常工作，她只能去看中医。它自述已经连续一个月夜不能寐，总是辗转反侧睡不着。不仅如此，最近两个星期，她又开始有脘腹胀闷的感觉，偶尔还有恶心呕吐、不思饮食的症状，以至于没有充足的精力工作了。

医生诊断一番后，告诉她这是胃动力不足导致的，需要健脾益气，才能进一步促进胃动力。

人参健脾丸

【组方】由人参、白术（麸炒）、茯苓、山药、陈皮、木香、砂仁、炙黄芪、当归、酸枣仁（炒）、远志（制）共11味药物组成。

【制法】制成棕褐色至棕黑色的大蜜丸。

【用法】口服，每次2丸，每日2次。

在医生的建议下，陶女士坚持服用了人参健脾丸1个月后，上述症状有了好转，精神状态也比以前好了很多。服用2个疗程后，陶女士之前所有的不良症状都消失了，她回到了自己的工作岗位上。但是这一次，她没有之前那么拼命了，上班时认真工作，下班了就在家里陪家人。劳逸结合，让她的身体再没出现过什么大毛病。

● 药膳解析

在人参健脾丸的组成成分中，人参、白术是主打药物。此方中的人参既是劳伤虚损的补益大药，也有助于改善腹胀食少、反胃吐食、大便溏泻等功能性消化不良症状。

白术以补气健脾、燥湿和胃等为主要功效。对于脾胃气虚、水湿内停、运化无力所致的腹胀食少，大便稀溏等症也十分有效，是补脾胃、调理人体消化系统功能的常用药材。

山药是一种食材，也是一种药材，用作食补它名列榜首，具有"第一补"的称号。中医认为，它性平、味甘，归脾、肺、肾三经。具有补益脾肾、滋养强壮、助消化、补虚止泻等多种功效。

茯苓、砂仁健脾化湿和胃，共为臣药。陈皮、木香理气醒脾，当归、酸枣仁、远志养血宁心，血足则气行，有助脾胃运化，共为佐药。全方以补为主，以行为辅，气血兼顾，共奏健脾养胃、化湿止泻之功。

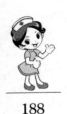

老中医 教你胃肠病调养之道

中医认为，对于消化功能弱、胃动力不足的人来说，具有健脾益气功效的人参健脾丸就是一个理想的选择。可以用它来治疗脾胃虚弱所致的饮食不化、脘闷嘈杂、不思饮食等症，甚至对于脾气不足、体弱倦怠、恶心呕吐、腹痛便溏等病症也有着十分理想的效果。

在临床上，人参健脾丸主要用于脾胃虚弱之精神倦怠、面色萎黄、不思饮食、脘腹胀满、肠鸣泄泻等症，也用于慢性胃肠炎、十二指肠溃疡、消化不良性腹泻、胃肠功能紊乱、过敏性结肠炎、营养不良等属脾胃虚弱、运化失常者。

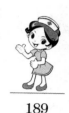

麻子仁丸，排出宿便一身轻松

许多人不将便秘放在心上，直到忍无可忍、表证凸显时才开始就诊，导致治疗难度更大。人的肠道有 8～10 米长，而且褶皱纵横，平均每隔 3.5 厘米就会出现一个弯折，即使每天排便也会有食物残渣存留在肠道褶皱之中，这些残渣会在细菌作用下变得干结、腐败、发酵，久而久之，食物残渣就会堆积、变质，形成厚达 5～7 毫米，重达 5～6 千克的黑色、恶臭、有毒物质，紧紧地黏在肠壁上面，非常坚硬，严重影响着肠道健康，这就是我们通常所说的宿便。宿便堆积在肠道之中会发酵、腐败，产生毒气和毒素，导致肠内功能紊乱、内分泌失调、代谢紊乱，引发各种疾病。解除便秘困扰，保持肠道畅通，身体健康也就不成问题了。

● **病例分析**

小金今年二十出头，一天到医院就诊，医生问他哪里不舒服，他却支支吾吾地半天才说出"便秘"两个字。医生告诉小金，便秘是一种常见病，没什么不好意思说的，如果他不能描述出具体病情，医生就没法对症开方。

听了医生的话，小金这才讲出自己的病情。原来，近一年内小金每1～2周才排便一次，每次排便的时间都会超过半小时，而且大便干燥，恶臭，排便不尽，大便黏在肛门上下不来，非常尴尬，有时甚至会便血。

听完小金的叙述，医生为他开了一剂药方——麻子仁丸。

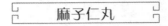

麻子仁丸

【组方】火麻仁（麻子仁）、大黄各 500 克，芍药、枳实、厚朴、杏仁各 250 克。

【制法】上药为末，炼蜜为丸，梧桐子大小。

【用法】每次 9 克，每日 1～2 次，以温开水送服。

小金按照医生给他开的方剂服药 2 日，便秘症状就得到了缓解。

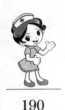

● 药膳解析

麻子仁丸为小承气汤加麻子仁、杏仁、芍药组成。该方剂之中用小承气汤来泻胃气，加芍药来滋养脾阴；麻仁、杏仁是滑利滋润的上品，具有润肠通便之功；杏仁能够利肺气，有助于胃气的通导下降。

麻子仁丸治疗习惯性便秘的效果非常显著，对于便秘导致的烦躁口臭、头晕、睡眠质量下降等症均有效，这些症状会随大便的排出得到缓解。

现在很多人在出现便秘症状之后首先想到的就是购买泻药，但是此类药物多为寒凉之品，长期服用容易伤及人体阳气。

针对便秘，中医上有专门的治疗药物。由大黄、芒硝、枳实、厚朴构成的大承气汤，服用过后可以有效通便，但此法攻伐力量过大，虽然可以直击病邪，却非常容易伤害到身体的正气。因此，对难缠慢性病应当尽量在"攻伐"与"扶"之间找平衡点。麻子仁丸方子的主体部分是润肠药——麻子仁、杏仁、白芍、蜂蜜。但便秘并非一朝一夕形成的，而是长久积累下来的病症，药效不明显的药物难以解决问题。因此，迫不得已的时候可以使用大承气汤，但要对大承气汤进行改良，将其中最猛烈的药物芒硝去掉，同时减轻厚朴、枳实等药物的用量，这样一来，"峻下剂"就成了"轻下剂"——小承气汤。整张麻子仁方子则具有攻润结合、下不伤正等特点。

从中医的角度上看，导致便秘的原因有多种：一种为胃肠积热便秘型，也叫热秘，其症状为：屁臭、大便干结、小便赤黄、口唇生疮等，多发生在体实者身上；一种为脾肾虚寒便秘型，也称冷秘，多出现在老年人或久病未愈者身上；一种为津液不足便秘型，也叫虚秘，主要表现为便干、食少、面色苍白、心慌气短、乏力困倦，多出现在老年人，体虚、失血过多、慢性贫血者的身上；一种是肝郁气滞便秘型，也叫气秘，多见于性格内向或更年期患者身上。用药的过程中应针对便秘类型选择药物，不能盲目用药，辨证施治才是其治疗原则。

槐花汤，告别痔疮，一切皆轻松

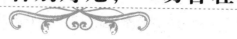

每年秋天，都会有很多人被肛肠疾病困扰，这些人走路的时候大多一瘸一拐的，一眼就能看出是肛肠出了问题。秋季天气干燥，现代人的生活压力比较大，过劳则容易引起便秘、肛裂等，进而引发感染，导致肛周脓肿，痔疮等肛肠疾病在秋季也可能会有所加重。尤其对于青壮年来说，日常的工作压力较大，且饮食和作息时间不规律，使其成为秋季肛肠疾病的高发人群。如果出现便血，血液呈鲜红色，或便后肛门疼痛，皆可能为肛裂症状，应提高警惕。

肠道里的毒素是随着大便排出体外的，大便少时毒素就容易堆积在肠道之中，如果此时喜食辛辣食物，就会刺激痔疮反复发作。

肛门是人体的魄门，长期腹泻不止、久病卧床，都会使人体元气大伤，大便燥结，进而导致气虚下陷，甚至脱肛。从中医的角度上说，脱肛为人体阳气衰弱所致。现代人的工作、生活压力都较大，容易导致下焦阳气衰弱，收摄受阻，或中气下陷，这两种情况的外在体现即为脱肛。

很多人认为痔疮不会对生命安全构成威胁，因此并未引起足够的重视，即使得了痔疮也可能随便涂些药物，并不会想到去医院就诊。但如果不及时治疗痔疮，轻者引起肛门不适或疼痛、出血，严重时则影响到正常的工作、学习、生活起居；重者会由于长期失血导致贫血、抵抗力下降，进而引发一系列疾病。此外，痔疮拖延不治易致直肠癌。

● 病例分析

华女士是某公司的文员，最近一段时间，她走路的姿势不太自然，上厕所发现便中带血，用手摸觉察到肛门处鼓出来一大块，着实把她吓了一跳。这几天她坐在办公室的椅子上疼痛难忍，一会儿左扭，一会儿右扭，非常尴尬。她怀疑自己得了痔疮，赶忙到附近的医院就诊。医生问她哪里不舒服，她将自己的症状详细地讲给医生听，并自述以前就有便秘的毛病，且常坐在办公室，运动少，吃得少，排便自然也很少，曾有过便血现象，但是多数情况下出现一次之后症状就消失了，最近几日症状加重，甚至连睡觉都得趴着。

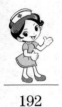

老中医教你胃肠病调养之道

通过一番交谈，医生了解到华女士平时不怎么喜欢吃水果和蔬菜，而且对肉食情有独钟，尤其近几年，受工作环境的影响，她几乎是断了主食。医生提醒她，正是她这种不良的生活习惯，导致如今倍受痔疮的折磨。诊断结束后，医生给她开了槐花汤，让她回去之后坚持服用，还给她开了麝香痔疮膏外用。

槐花汤

【组方】橡斗子0.3克，槐花30克（两味同炒黄色），白矾0.3克（枯）。

【制法】煎汤。

【用法】内服，每剂分2次服用。7日为1个疗程。

1周之后，华女士又来到诊所，告诉医生痔疮症状已经消失了，便秘也得到了改善。为了巩固疗效，医生又为华女士开了一个疗程的槐花汤巩固治疗。

● 药膳解析

槐花在城市中并不多见，可是到了农村，在初春季节，到处可以看到雪白的槐花，香气袭人。采下一把槐花放入口中，甘香满口，它是小孩子们喜爱的美食。

槐花还可以治病。槐花的花蕾富含芦丁、槲皮素、槐花二醇、葡萄糖、葡萄糖醛酸等成分。其中，芦丁能够改善毛细血管功能，对毛细血管具有保护作用，高血压、糖尿病患者可经常食用；还可治疗痔疮下血、血痢、尿血、血淋、崩漏、吐血、衄血、肝热头痛、目赤肿痛、痈肿疮疡等。中医认为，槐花具有清热凉血、止血之功，对吐血、尿血、痔疮出血、风热目赤等均有一定疗效。

针对痔疮症状，中医有时候会选择槐花汤。槐花汤出自《魏氏家藏方》卷七，其主要构成药材为：橡斗子、白矾各0.3克，槐花30克。

上药为细末，能治酒毒便血、经年不效者。痔疮对于普通人来说已经非常痛苦了，如果孕妇患上痔疮就更可怕了。孕妇本身就容易便秘，此时如果用力排便，很可能挤破羊水。孕妇对药物比较敏感，因此不能轻易服用通便药物，可以用槐花熬汤喝：取槐花 20 克、糯米 100 克、猪肠头 350 克、生姜 3 片，先将槐花、糯米放入清水中浸泡，将猪肠头用去皮蒜头反复穿过，之后用生粉、生油反复揉搓，放到清水中冲洗干净。将糯米装到猪肠中，两头用水草扎紧，注意要有一定的空间。将处理好的猪肠、槐花、生姜一同放入瓦煲中，倒入适量清水，开大火至煮沸，之后转成小火继续煮 2 小时左右，加入适量食盐即可，1 周服用 2~3 次即可，1 周左右即可见效。

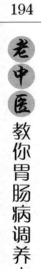

老中医教你胃肠病调养之道

　　患了痔疮之后，也不要过于着急，可内服槐花汤，外敷疮膏，同时养成良好的生活习惯。注意，每天坐的时间不能太长，应隔一个小时起身走动几分钟；每天抽时间散步半小时以上；坚持每天清洗肛门，保持卫生；饮食以清淡为主，忌食辛辣；粗粮、细粮搭配吃；工作中，将软椅换成硬板凳；每天提肛 3~5 次，每次 50~100 下，具有提升阳气、气归丹田、温煦五脏之功，进而达到延年益寿的目的，还可预防肛肠疾病。

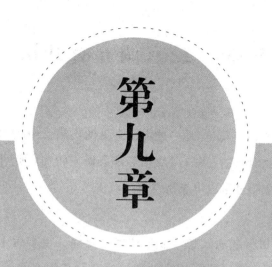

第九章

身体自带"药房"，
　　　　经穴调养保胃肠

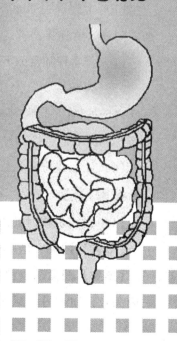

胃痛，经穴调养有妙招

胃痛俗称"心口痛"，是一种胃部常见的疾病，中医称其为"胃脘痛"。急性胃炎、慢性胃炎、溃疡病等都会诱发胃痛。此外，喜食辛辣刺激性食物、饮酒过量也可能诱发胃痛。

● **临床症状**

（1）急性胃炎起病较急，上腹持续性疼痛，或者胃中不舒服，恶心呕吐，而且经常伴随腹泻症状。

（2）慢性胃炎起病缓慢，可表现出隐痛、胀痛、食欲下降、食后饱胀等症。

● **诊断鉴别**

（1）上腹胃脘部近心窝的地方有疼痛感，疼痛性质分为胀痛、刺痛、隐痛、剧痛等。

（2）经常伴随食欲下降、恶心呕吐、嘈杂反酸等症状。

（3）胃痛主要发生在年轻人的身上，而且患者有反复发作病史，发病之前的诱因显著，包括恼怒、暴饮暴食、饥饿、过食生冷干硬、过食辛辣刺激之品、烟酒过度、服用刺激脾胃的药物等。

（4）注意将胃痛和心痛、胁痛、腹痛等进行鉴别。

● **按摩疗法**

（1）胃痛发作时的穴位按摩

【取穴】内关、足三里、中脘、梁门穴。

【操作】患者采取仰卧的姿势，按摩者站在患者身旁，一手点患者的内关穴，同时另一只手放在患者的足三里穴，先点左侧，之后点右侧；双手拇指沿着肋向两侧做分推法，重点点按中脘和梁门穴；患者采取俯卧位，按摩者站在患者身旁，双手掌揉患者背腰部数次。

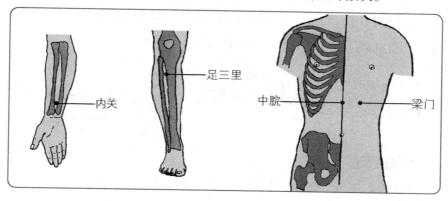

（2）**按摩手三里**

【取穴】手三里。

【操作】一手拇指指腹按在对侧手三里穴上，剩下的四根手指附着在穴位对侧，稍微用力按揉0.5～1分钟，两手交替按摩。

（3）**按摩上腹**

【取穴】上腹部。

【操作】左手掌心叠放到右手手背上，右手掌根放到上腹部，沿着顺时针的方向做环形按摩0.5～1分钟，至产生温热感即可。力度要适中。

（4）**分推肋下**

【取穴】季肋。

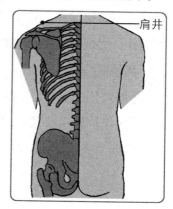

【操作】双手四指并拢，分别放到同侧剑突旁，沿着季肋分推0.5～1分钟。

（5）**拿捏肩井穴**

【取穴】肩井穴。

【操作】用拇指、食指、中指合力拿捏对侧肩井穴0.5～1分钟，双肩交替进行。

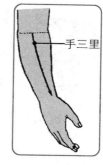

（6）合按内、外关穴

【取穴】内、外关穴。

【操作】用一只手的中指和拇指分别按另一只手的外关穴和内关穴，二指对合用力按压 0.5 ~ 1 分钟，两手交替按摩。

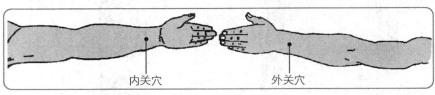

内关穴　　　　　　　外关穴

● 刮痧疗法

【取穴】脾俞、胃俞、中脘、天枢、内关、手三里、足三里穴。

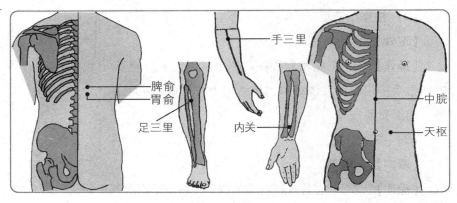

手三里

脾俞
胃俞

足三里

内关

中脘

天枢

【操作】施术者持握刮痧板，按由上而下或由内而外顺序刮拭穴位，注意刮板与皮肤成 45 度角。在刮痧部位反复刮拭，直至刮拭出痧痕为止，力度以患者感觉舒适为准。

● 拔罐疗法

【取穴】中脘、足三里穴。

【操作】采用针罐法，食滞型留针 15 ~ 20 分钟后出针拔罐，虚寒型针刺后艾灸 5 分钟拔罐，留罐 10 ~ 15 分钟。隔日 1 次，5 次为 1 个疗程。

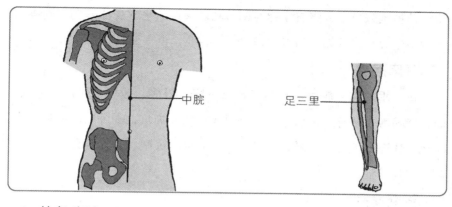

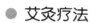 艾灸疗法

【取穴】脾俞、胃俞、中脘、章门、气海、足三里穴。

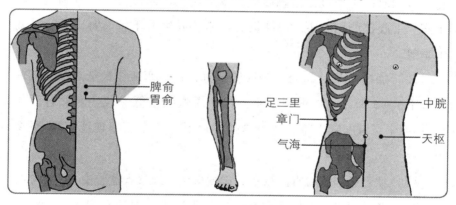

【操作】用艾炷隔姜灸。每次 5~7 壮，每日或隔日 1 次，10 次为 1 个疗程，每 1 个疗程休息 5 日。

胃下垂，经穴调养提升胃气

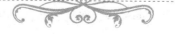

胃下垂是由于腹肌紧张度发生变化，腹壁脂肪缺乏、肌肉松弛，腹压下降，导致胃从正常位置下降所引起的。主要诱因为：长期过度疲

劳、精神紧张导致人体自主神经调节功能失调。平常身体瘦弱、胸廓狭长者，生育过多的妇女易发本病。

● 临床症状

胃下垂的临床症状主要为：食欲下降、胃胀、嗳气、胃痛、隐痛，而且伴随着下坠感，饭后、行走的时候症状会加重，平卧的时候症状会减轻。伴随着消瘦、头晕、全身乏力、心慌、失眠、直立性低血压、腹泻、便秘等症。

● 诊断鉴别

（1）体征检查。患者上腹部压痛点会随着立卧位变动而发生变化，有的时候可通过冲击触诊法，或急速变换体位的时候听到脐下振水声。上腹部能扪到主动脉搏动，经常伴随着肝下垂、肾下垂、结肠下垂等。

（2）通过 X 线片检查。轻度胃下垂：胃小弯弧线最低点位于髂嵴连线下 1～5 厘米；中度胃下垂：胃小弯弧线最低点位于髂嵴连线下 5～10厘米；重度胃下垂：胃小弯弧线最低点位于髂嵴连线下 10 厘米以上。

（3）饮水超声波检查。饮水后能测得胃下缘移入盆腔中。

（4）急性胃扩张、胃潴留都会诱发胃下垂，要注意胃下垂和慢性胃炎、慢性肝炎、胃癌、胃扩张等疾病的鉴别。

● 按摩疗法

（1）腹背部按摩

【取穴】脾俞、胃俞、肓门、足三里穴。

【操作】患者采取仰卧的姿势，双腿屈曲，按摩者站在患者身旁，双手揉拿患者的腹部数次，手掌从下向上推颤余数次；患者俯卧在床，按摩者站在患者身旁，手掌在腰背部揉数次，手根拨揉背部两侧数次，酸痛处要多按揉几次；在背部提拿数次，重点按摩脾俞、胃俞、肓门、足三里穴。

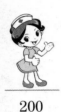
老中医教你胃肠病调养之道

用拇指、食指弹背筋、腹筋数次；按摩腹部的时候在臀部垫个枕头，按摩结束之后卧床休息 15～20 分钟。上述手法能加强腹部肌张力、促进胃上提。

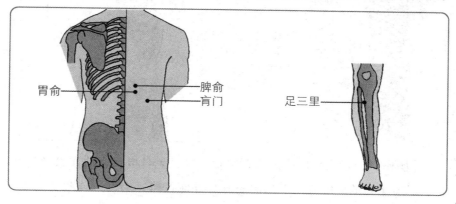

（2）自我按摩

【取穴】中脘、天枢、足三里穴。

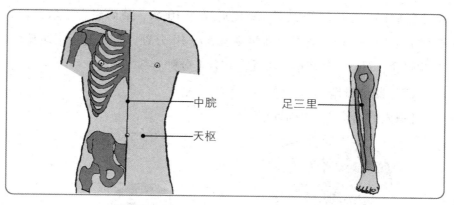

【操作】手揉拿腹部 20～30 次，提拿腹肌 20～30 次，重点按摩中脘、天枢、足三里各 1 分钟。配合仰卧起坐腹肌锻炼，次数慢慢增加，进而提升腹肌力量，每天早晚分别做 1 次。

（3）诸穴按摩

【取穴】背部两侧膀胱经、中脘、脾俞、胃俞、气海俞、关元俞穴。

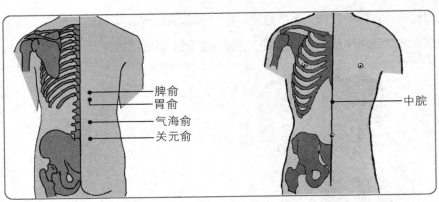

脾俞
胃俞
气海俞
关元俞

中脘

老中医教你胃肠病调养之道

【操作】患者取坐位，按摩者用食、中、无名指掌背贴在患者的背部，沿着患者的肩胛骨内下角向肩胛骨外侧按摩，力度以能耐受为度，双手交替按摩；接着患者取卧位，按摩者用手掌大鱼际按揉中脘穴到小腹，来回按摩10次，之后四指并拢，用手指指腹着力，随着呼吸慢慢向上托脐部，之后缓缓放下，重复此操作10次；最后患者采取卧位，按摩者采用一指禅推法推背部两侧膀胱经10分钟，之后拇指指腹按摩两侧脾俞、胃俞、气海俞、关元俞穴各1分钟。

(6) 腹部操作

【取穴】百会穴、中脘穴。

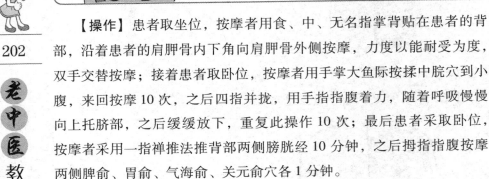

中脘

百会

【操作】患者坐在椅子上，腰微挺直，双脚平放与肩同宽，右手掌心和左手背重叠，轻放到小腹部上，双眼平视微闭，呼吸均匀平稳，全身放松，静坐 1~2 分钟。按揉百会穴，左手中指指腹放到百会穴上按揉 0.5~1 分钟，力度适中；右手拇指指腹放到中脘穴上，按揉 0.5~1 分钟，力度要适中；左手掌心叠放到右手背上，把右手掌根放到上腹部，沿着顺时针的方向做环形按揉 0.5~1 分钟，至腹部发热即可。

● 刮痧疗法

【取穴】百会、脾俞、胃俞、中脘、大横、气海、关元穴。

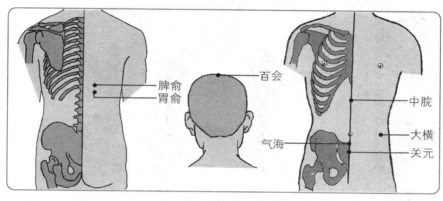

【操作】患者采用合适的体位，先点揉百会穴；再用刮痧板刮拭脾俞、胃俞穴；最后点揉或刮拭中脘、大横、气海、关元穴。刮痧的力度由轻到重。

● 拔罐疗法

【取穴】①大椎、肝俞、脾俞、气海穴；②筋缩、胃俞、中脘穴。

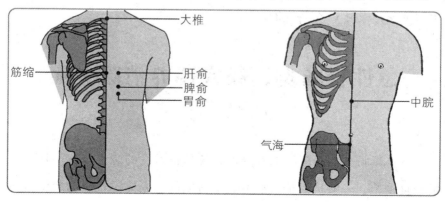

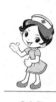

【操作】用闪火法拔罐，留罐 15 ~ 20 分钟。上述两组穴位交替使用，每次选用一组。每日 1 次，10 次为 1 个疗程，每个疗程间隔 7 日。

● 艾灸疗法

【取穴】百会、中脘、神阙、关元、脾俞、胃俞、肾俞、足三里、三阴交穴。

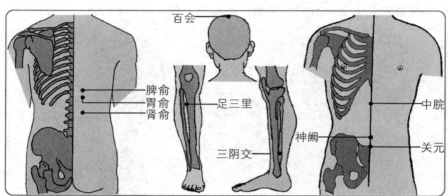

【操作】灸百会穴，可绑一个随身灸用于施灸；灸中脘穴、神阙穴、关元穴，可直接用几个单联随身灸绑缚施灸，施灸 20 ~ 30 分钟；灸脾俞穴、胃俞穴、肾俞穴，可用一套四联随身灸，施灸 20 ~ 30 分钟；灸足三里穴，可采用单联随身灸，直接绑缚在穴位处，施灸 15 分钟左右；灸三阴交穴，可用单联的随身灸，左右腿各 1 个，同时施灸，也可单独施灸，施灸 15 分钟左右。

急性胃肠炎，经穴调养消除炎症

急性胃肠炎为细菌、毒素侵入胃肠黏膜引发的急性炎症。该病多发于夏秋季，一般是由于饮食不当所造成的。人体一旦进食发酵分解

或腐败污染的食物，微生物（主要为沙门菌属）对肠黏膜的侵袭和刺激就会影响到胃肠道正常的分泌、消化、吸收和运动等，从而导致粪便稀薄，排便次数增加。由于临床上以上症状经常与胃炎同时发病，故合称为"胃肠炎"。

● **临床症状**

主要症状包括：突发恶心、呕吐、腹痛、腹胀、食欲下降，大便呈稀水样，每日1到数次，为黄色或黄绿色，内有少量黏液或白色皂块，粪质少；有时大便呈"蛋花汤样"，伴随着头晕、怕冷、全身无力等症。

● **诊断鉴别**

（1）大便常规检查和粪便培养；白细胞计数正常或异常。可以根据患者临床症状表现、实验室检查进行确诊。

（2）注意与寄生虫感染、胃肠道癌肿、恶性淋巴瘤、嗜酸性肉芽肿、嗜酸粒细胞增多症进行区分。

● **按摩疗法**

（1）背腰部按摩

【取穴】胃俞、大肠俞、八髎、中脘、水分、天枢、手三里、阳陵泉穴。

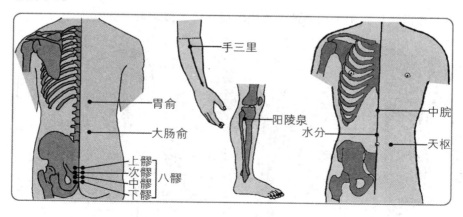

【操作】患者取俯卧位，按摩者站在患者身旁。手掌在患者的背腰部做揉法数次；手根于背腰部做按压数次，痛点处多施手法，重点按摩胃俞和大肠俞穴；手掌揉搓八髎（又称上髎、次髎、中髎和下髎，左右共8个穴位，分别在第1、2、3、4骶后孔中）至发热即可；患者取仰卧位，按摩者站在患者身旁，双手提拿腹肌数次，力量要能至深层，重点按摩中脘、水分、天枢、手三里、阳陵泉穴。

（2）捏脊

【取穴】长强、大椎穴。

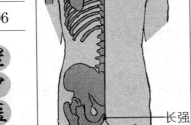

【操作】双手食指脊横压于小儿的长强穴上，向上推，同时双手拇指和食指一起将皮肤肌肉向上提，交替向上推到大椎穴1次。重复推捏5～6次，把腰椎与胸椎肌肉用力上提7～8次，最后，用双拇指由命门向肾俞左右推压。

● 拔罐疗法

【取穴】中脘、天枢、关元、脾俞、胃俞、大肠俞、内关、足三里、解溪穴。

【操作】施术可用单纯火罐法吸拔穴位，留罐15分钟，每日1次。

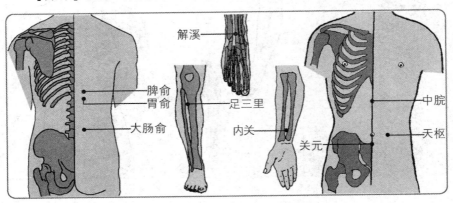

● 艾灸疗法

【取穴】中脘、关元穴。

【操作】灸两穴时均以清艾绒制之艾炷直接置于穴位处，待燃至2/3时，易炷再燃，一般灸7~10壮。若呕吐较剧，可在皮肤与艾炷之间置1片2~3毫米厚的生姜片，以增强温中止呕的作用。

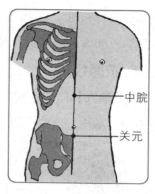
中脘
关元

慢性胃炎，经穴疗法养胃治病

慢性胃炎病程缓慢，中医认为其病位在胃，与肝脾二脏关系密切，气候寒冷、饮食不节、情志不调是此类疾病的重要诱因。慢性胃病求治于经穴疗法者甚多，疗效较好，治愈率可达70%。经穴疗法重在调节胃、脾、肝三脏的功能。

● 临床症状

大多数患者常无症状或有程度不同的消化不良症状，如上腹隐痛、食欲减退、餐后饱胀、反酸等。慢性萎缩性胃炎患者伴有贫血、消瘦、舌炎、腹泻等症，个别伴有黏膜糜烂者上腹痛较明显，并可能伴有出血，如呕血、黑便。症状常常反复发作，无规律性腹痛，疼痛经常出现于进食过程中或餐后，多数位于上腹部、脐周，部分患者部位不固定；症状轻者呈间歇性隐痛或钝痛，严重者为剧烈绞痛。

● 诊断鉴别

慢性胃炎的症状无特异性，体征很少，X线检查一般只有助于排除其他胃部疾病，故确诊要靠胃镜检查及胃黏膜活组织检查。在我国，50%～80%的患者的胃黏膜中存在幽门螺杆菌。

● **按摩疗法**

【取穴】膻中、中脘、神阙、气海、天枢、内关、足三里、内庭、委中、承山、肝俞、胃俞、脾俞等穴。

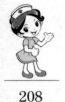

老中医 教你胃肠病调养之道

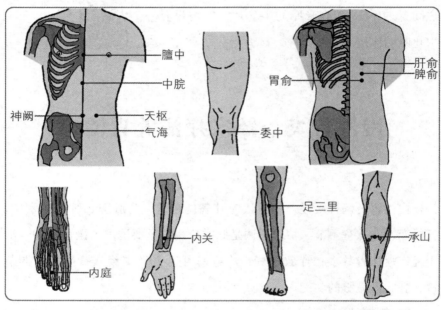

【操作】以食指指腹从膻中推至神阙8次。然后按揉中脘、气海、天枢穴各50次；顺时针摩腹200圈；以滚法在背脊部往返操作5～10遍；按揉脾俞、胃俞、肝俞、内关、足三里等穴位各30～50次；点按承山、委中穴各30～50次。

● **刮痧疗法**

【取穴】天枢、足三里、内关、里内庭、下脘至神阙、阴陵泉穴。

【操作】用泻法刮。在需刮痧部位先涂抹适量刮痧油，然后刮拭腹部正中线下脘穴至天枢穴，用刮板角部自上而下刮拭，出痧为度；刮拭上肢内侧部内关穴，由上向下刮，用力轻柔，刮30次，以出痧为度；

然后重刮下肢内侧阴陵泉穴和外侧足三里穴，各 30 次，可不出痧；最后刮拭足部里内庭穴，用刮板角部刮拭，以出痧为度。

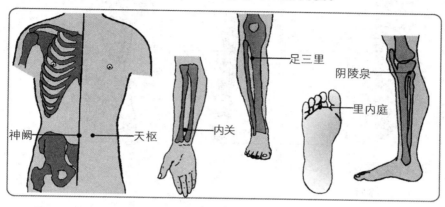

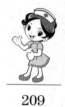

● 拔罐疗法

【取穴】 上脘、中脘、下脘、天枢、内关、足三里穴。

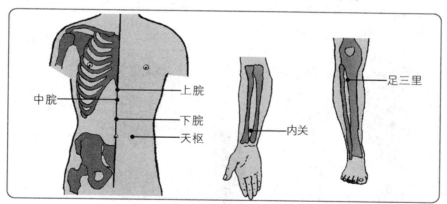

【操作】 单纯拔罐法，各穴留罐 10～15 分钟，每日 1 次，10 次为 1 疗程。

● 艾灸疗法

【取穴】 中脘、足三里、脾俞、胃俞穴。

【操作】 常法艾灸，每穴艾灸 10 分钟。

第九章 身体自带『药房』，经穴调养保胃肠

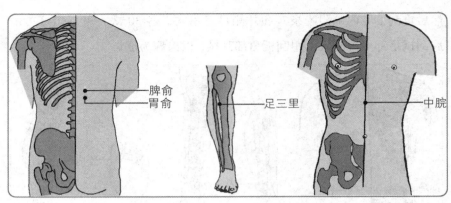

脾俞
胃俞
足三里
中脘

老中医 教你胃肠病调养之道

● **针灸疗法**

（1）体针

【取穴】主穴：中脘、内关、足三里、胃俞。配穴：肝胃不和者肝俞、太冲、行间为配穴；脾胃阳虚者脾俞、气海、三阴交为配穴；胃阴不足者三阴交、太溪为配穴；瘀血内阻者血海、膈俞为配穴；胃热挟滞者下脘、天枢、内庭为配穴。

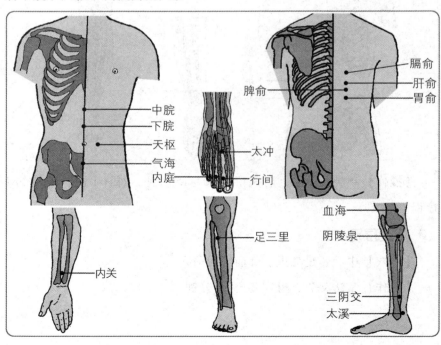

中脘
下脘
天枢
气海
内庭
脾俞
太冲
行间
膈俞
肝俞
胃俞
足三里
血海
阴陵泉
内关
三阴交
太溪

【操作】脾胃阳虚、胃阴不足者用补法，余用平补平泻法。每日或隔日治疗1次，10次为1个疗程，每疗程间隔3～5日。

（2）耳针

【取穴】胃、皮质下、脾、三焦、交感、神门穴。

【操作】每次取2～4个穴位，用中等刺激，留针20分钟，左右耳交替使用。每日1次，10次为1个疗程。

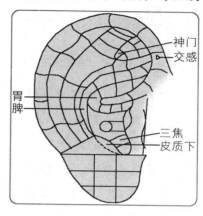

神门
交感

胃
脾

三焦
皮质下

吸收不良综合征，经穴调养促消化

　　吸收不良综合征是指由各种原因引起的小肠消化、吸收功能障碍，以致营养物质不能正常吸收而随粪便排泄所导致的营养缺乏的临床综合征，亦称为消化吸收不良综合征。由于患者多有腹泻，粪便稀薄而量多、油脂多等脂肪吸收障碍所致的症状，故又称为脂肪泻。本病属于中医学的腹痛、泄泻、下利、虚劳等病证范畴。其病因与情志内伤、饮食不节以及脾胃虚弱有关。以上病因导致肝失疏泄，脾胃升降失常，运化功能减退，中焦痞塞不通，大肠传导失司，肝、肾、脾、胃、肠等脏腑气机紊乱而引发本病。其病位在胃肠，涉及肝、脾、肾。以肝郁气滞，疏泄失常，脾不健运，胃失和降，中焦气机逆乱，肝胃不和为本病的基本病机。早在《素问》中已有"湿盛则濡泄"之说，即言明"湿"为本病发病的根本因素之一。《时病论》中曰："食泻者，即胃泻也。缘于脾为湿困，不能健运，阳明胃腑，失其消化，是以食积太仓，遂成便泻。"这里进一步阐明了本病的发病机制。《景岳全书》中谓："肾为胃关，开窍于二阴，所以二便之开闭，皆肾脏之所主，今肾中阳气不足，则命门火衰……阴气盛极之时，即令人洞泄不止也。"说明肾阳不足亦可导致本病的发生。

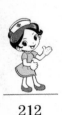

临床症状

（1）**腹泻**。腹泻为主要症状，多数患者有经常腹泻或间歇发作，极少数无腹泻或有便秘。粪便的特征可因引起吸收不良的各种疾病而不同，典型脂肪泻的粪便为色淡、量多，油脂状或泡沫状，常漂浮于水面，且多具恶臭味。轻度脂肪泻大便可无明显改变。

（2）**腹痛、腹胀**。腹痛少见，多为胀痛，常在排便前发生，约半数有明显胀气及恶心呕吐。

（3）**体重减轻**。有50%以上的患者因营养吸收不足和食欲下降造成体重减轻，主要是由于蛋白质、脂肪等营养吸收障碍，过多丢失所致。轻者可无明显表现，严重者呈现进行性消瘦、衰弱无力以致产生恶病质。长期蛋白质吸收不良，可出现低蛋白血症和水肿症状。

（4）**维生素缺乏**。维生素 D 及钙缺乏可引起手足抽搐，蛋白质不足可致骨质疏松、骨软化引起骨痛；维生素 K 缺乏可致皮肤出血；钾缺乏可引起肌无力、腹胀及肠麻痹；B 族维生素缺乏可致舌炎、口角炎、维生素 B_1 缺乏病（脚气病）等；维生素 A 缺乏可致毛囊角化、夜盲症等；维生素 B_{12}、叶酸及铁缺乏可引起贫血等。

（5）**生化改变**。患者体内血清钾、钠、钙、镁浓度均可不同程度下降；血浆蛋白、血脂及凝血酶原含量也会降低。

（6）**其他**。脂肪吸收率小于90%，或每天粪脂排出量大于 7 克。

诊断鉴别

多有大细胞性贫血，血清电解质、血浆白蛋白、胆固醇及叶酸、维生素 B_{12} 水平均降低。粪脂定量 >6 克/日，右旋木糖吸收试验结果小于 3 克，维生素 B_{12} 吸收试验结果小于 8%。肠内菌群失调时，[14] C-甘氨胆酸呼气试验阳性。做胃肠钡餐时注意肠管是否扩张、积液及钡剂沉积"腊管"征；内镜检查时观察小肠绒毛，皱襞的变化。根据以上症状、体征、检查可做出临床诊断。

● **按摩疗法**

【取穴】大椎、长强穴。

【操作】令患者俯卧，裸露脊背，施术者站立患者左侧，双手拇指与食指捏起长强穴两旁皮肤，顺脊椎向上交替移动，直至大椎穴两旁，为1次。按同样方法操作3次，第3次施至肾俞、大肠俞、胃俞、脾俞时，捏紧皮肤向上猛提1次，可听到响声。双手拇指对应放平，从大椎两旁沿脊椎向下平稳滑动至长强穴两旁，按同样方法实施3遍。再用左右手掌按同样方法各实施3遍。适用于消化吸收不良、小儿疳积、小儿厌食症等。

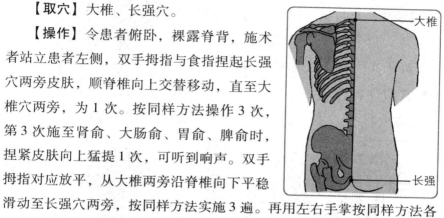

● **拔罐疗法**

【取穴】上脘、中脘、梁门、神阙、天枢、气海、关元、脾俞、胃俞、足三里、上巨虚穴。

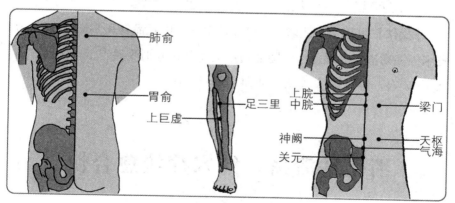

【操作】将火罐拔在针刺穴位上，同时进行或在针后进行。适用于虚寒证。

● 针灸疗法

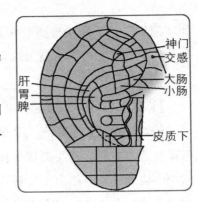

【取穴】取耳部脾、胃、交感、神门、皮质下、肝、大肠、小肠等反射区。

【操作】可根据不同症状随症选用3~4个穴位，每日1次，捻转1~2分钟，留针20分钟，或用耳穴压迫法。

● 穴位注射疗法

【取穴】中脘、内关、足三里、至阳、灵台、脾俞、胃俞、夹脊穴等。

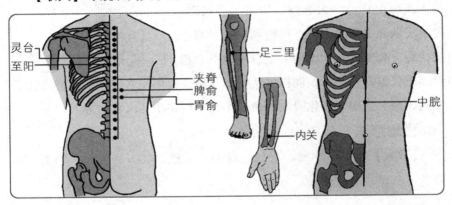

【操作】可用当归注射液、红花注射液、阿托品针0.5毫克，1%普鲁卡因注射液或生理盐水。随症选用上述药物分别注射于上述穴位，每次1~2穴，每穴1~2毫升，每日或隔日1次。

消化性溃疡，经穴疗法愈合快

消化性溃疡是一种常见病。因既往认为溃疡的形成和发展与胃液中胃酸和胃蛋白酶的消化作用有关，故由此而得名。本病发生于胃肠道与

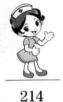

老中医 教你胃肠病调养之道

酸性胃液可接触到的任何部位。但此病约98%发生于十二指肠和胃部，故又称胃及十二指肠溃疡。

 临床症状

常伴有嗳气、反酸、灼热、嘈杂等感觉，甚至还会出现恶心、呕吐、呕血、便血。在胃肠局部范围内有圆形、椭圆形慢性溃疡。溃疡病多以上腹部节律性、周期性疼痛为主要特征。有些患者虽有胃黏膜溃疡，却缺乏上腹部节律性疼痛的症状，临床上把它叫作无痛性溃疡病，其中90%以上是老年患者。

● **诊断鉴别**

（1）**胃癌**。胃良性溃疡和恶性溃疡的鉴别十分重要，二者的鉴别有时比较困难。以下情况应当予以重视：①中老年人近期出现中上腹痛、出血或贫血；②胃溃疡患者的临床表现发生明显变化或抗溃疡药物治疗无效；③胃溃疡活检病理有肠化生或不典型增生者。临床上，对胃溃疡患者应在内科积极治疗下，定期进行内镜检查随访，密切观察直到溃疡愈合。

（2）**慢性胃炎**。本病也有慢性上腹部不适或疼痛，其症状可类似消化性溃疡，但发作的周期性和节律性一般不典型。胃镜检查是主要的鉴别方法。

（3）**胃神经症**。本病可有上腹部不适、恶心呕吐，或者症状酷似消化性溃疡，但常伴有明显的全身神经症状，情绪波动与发病有密切关系。内镜检查与 X 线检查未发现明显异常。

（4）**胆囊炎胆石症**。多见于中年女性，常呈间歇性、发作性右上腹痛，放射到右肩胛区，可有胆绞痛、发热、黄疸、Murphy 征。进食油腻食物常可诱发。通过 B 超检查可以做出诊断。

（5）**胃泌素瘤**。本病又称 Zollinger-Ellison 综合征，有顽固性多发性溃疡，或有异位性溃疡，全切除术后容易复发，多伴有腹泻和明显消瘦。患者胰腺有非 β 细胞瘤或胃窦 G 细胞增生，血清胃泌素水平增高，胃液和胃酸分泌显著增多。

● 刮痧疗法

【取穴】脾俞、胃俞、肝俞、大肠俞、中脘、天枢、内关、合谷、足三里穴。

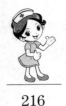

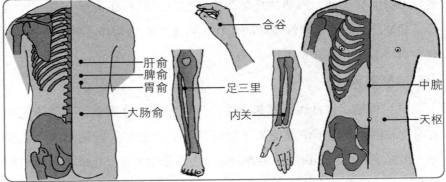

【操作】先刮背部的脾俞、胃俞、肝俞、大肠俞，再刮腹部的中脘、天枢，然后刮上肢部的内关、合谷，最后刮下肢部的足三里穴。用平补平泻法或补法，刮至微见痧痕为度，每日或隔日 1 次。

● 拔罐疗法

【取穴】①大椎、肝俞、脾俞穴；②身柱、胃俞、中脘穴。

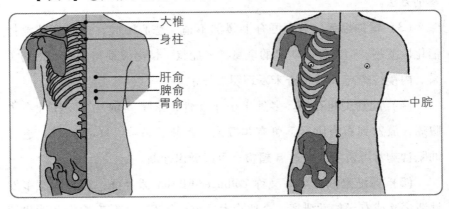

【操作】两组穴位交替使用，每次用1组，采用刺络拔罐法，每日或隔日1次。

● 艾灸疗法

（1）艾炷灸

【取穴】足三里、中脘、胃俞、脾俞穴。

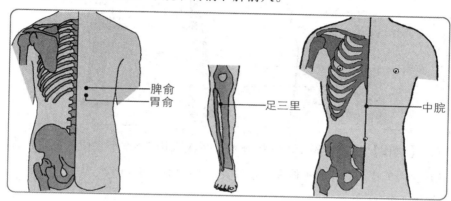

脾俞
胃俞
足三里
中脘

【操作】按艾炷灸法常规操作。每穴灸5~7壮，隔日1次，10次为1个疗程。

（2）艾卷灸

【取穴】中脘、胃俞、肺俞、梁门、足三里穴。

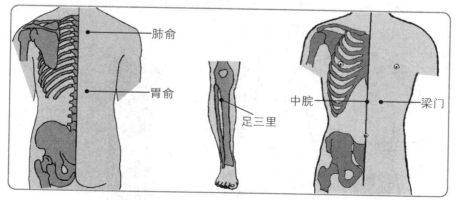

肺俞
胃俞
足三里
中脘
梁门

【操作】按艾卷温和灸法操作。每穴每次灸10~15分钟，每日灸1~2次，7日为1个疗程。

（3）隔物灸

【取穴】中脘、天枢、气海、内关、足三里、神阙穴。

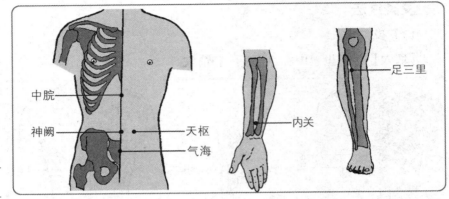

【操作】按艾炷隔姜灸常规施术，每次选用2~4个穴位，每穴每次施灸5~7壮。艾炷如枣核大，每日灸治1~2次，5~10次为1个疗程。

● 针灸疗法

（1）体针

【取穴】主穴：中脘、内关、足三里、合谷等为主穴；配穴：①脾胃虚寒者加脾俞、胃俞、梁门、建里；②肝胃不和者加肝俞、胃俞、太冲；③胃阴不足者加梁丘、太溪、阴陵泉；④瘀血内阻者加血海、膈俞、三阴交；⑤胃中蕴热者加胃俞、丰隆、天枢。

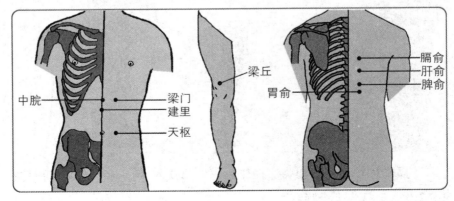

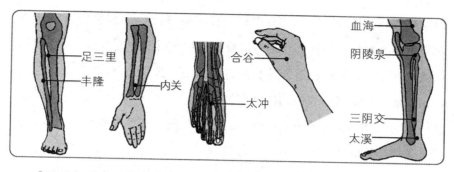

【操作】虚证用提插捻转补法，实证用平补平泻法，每日或隔日1次，10次为1个疗程。每疗程间隔3~5日。

（2）耳针

【取穴】脾、胃、十二指肠、皮质下、口、三焦、交感、神门、肝反射区。

【操作】用毫针或电针法，每次4~5个穴位，两耳交替使用，急性期用强刺激，每日1次；缓解期用弱刺激，每2~3日1次。

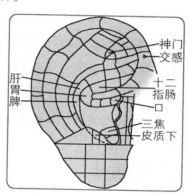

胃黏膜脱垂，艾灸、针灸有良效

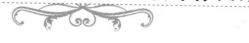

　　胃黏膜脱垂指胃窦黏膜经幽门脱垂入十二指肠球部。一般认为，因胃窦黏膜慢性发炎，黏膜下结缔组织疏松，黏膜易在肌层上滑动，当胃窦蠕动时，很容易将黏膜皱襞推入幽门，使之脱入十二指肠球部。本症常见于30~60岁的人，男性发病率为女性的2倍。

　　一般认为，胃黏膜脱垂是胃窦部黏膜皱襞活动度过大和强烈的胃蠕动相互作用的结果。胃窦部有慢性炎症时可导致胃窦部黏膜皱襞增殖、肥厚，甚至加长，再加上这部分黏膜下层的结缔组织比较松弛，如遇胃蠕动增强时，就能把粗厚而加长的胃窦部黏膜皱襞推过幽门而脱入十二指肠球部。正常胃黏膜中的内环肌和外纵肌具有一种独立的运动功能，这种运动功能不受胃壁肌内层收缩的影响。通常在胃黏膜收缩之前，黏膜皱襞都排列成横行状，但当胃黏膜收缩时，一部分横行的皱襞会慢慢地转变成直条状皱襞，所以在正常情况下，这些直条状皱襞会远离幽门部而逐渐向贲门部延伸。一旦胃黏膜有水肿、炎症或肿瘤等病变时，由于这种独立的运动功能已不复存在，因而胃黏膜皱襞已不能向贲门方向延伸，相反地会跟随着胃蠕动挤向幽门部，最后就脱垂在十二指肠球部内。本病属于中医"胃脘痛"范畴。多因饮食不节，劳倦过度损伤脾胃，正气耗伤，失于升提，胃黏膜松弛下脱所致。临床以脾气虚弱、气虚下陷及肝胃失和、气机郁滞最为多见，可用益气补脾、疏肝调气等法治疗。

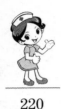

老中医教你胃肠病调养之道

● 临床症状

临床上可无症状，亦可表现为下列症状：

（1）上腹疼痛。无规律性的上腹痛，常伴腹胀、嗳气、恶心和呕吐。进食可诱发或加重上腹痛，呕吐后上腹痛可缓解。睡眠时右侧卧位可使疼痛加剧，反之疼痛减轻。服用抗酸或抑酸药物一般无效。

（2）梗阻。如果脱垂的黏膜严重阻塞幽门口，可出现梗阻症状，表现为持续性剧烈上腹痛，频频呕吐，呕吐物为隔夜的食物，嗳气加重。

（3）上消化道出血。脱垂的黏膜糜烂和溃疡导致上消化道出血，并出现呕血或柏油样便。

（4）消瘦。患者逐渐消瘦，上腹有压痛。如有慢性出血，颜面呈贫血貌。严重脱垂者，偶可在上腹部扪到柔软的凸起包块。

● 诊断鉴别

诊断主要依靠 X 线钡剂检查，典型十二指肠球底部有伞状的凹陷缺损，这是由于胃窦黏膜皱襞脱垂入球部所致。

● 艾灸疗法

【取穴】艾灸足三里、神阙、内关穴。

【操作】常法艾灸。

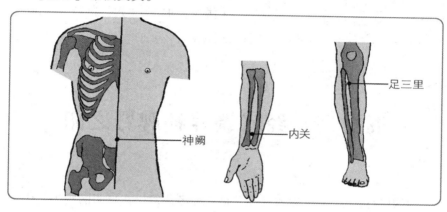

● 针灸方法

（1）体针

【取穴】主穴：内关、足三里、中脘穴；配穴：脾俞、胃俞、章门、期门。

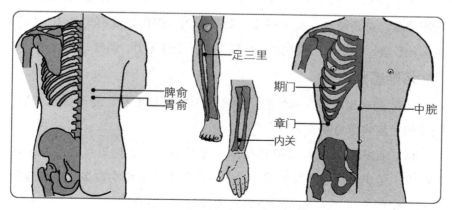

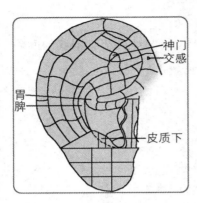

神门
交感
胃脾
皮质下

【操作】找出主穴，任选 1~2 个配穴。实证用泻法，虚证用补法。留针 20 分钟左右，或用电针。

（2）耳针

【取穴】脾、胃、神门、交感、皮质下反射区。

【操作】取 2~3 穴，留针 20~30 分钟，或埋针。

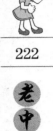

五更泻，经穴调养补脾肾之阳

五更泻在中医上也称为肾泻，是一种经常发生在黎明的腹泻。中医认为，肾阳不足、命门火衰、阴寒内盛是此病的重要诱因。本病男性高发于女性，多见于中老年人。

● **临床症状**

主要症状包括：每天排便 3~5 次，甚至 10 余次，而且伴随着腹痛、肠鸣等症。每到黎明前脐下疼痛、肠鸣即泻。腹泻之后疼痛消失，病程时间较长者，会出现头晕眼花，食欲下降，全身无力、消瘦等症状。

● **诊断鉴别**

（1）此病患者多畏寒怕冷，秋冬季节症状较明显，夏季症状较轻，换季的时候病情易复发。

（2）此病的发病时间很有规律，每天早上 5 点到 7 点会引发腹泻 2~3 次，给患者的生活带来困扰，尤其是冬季。大便次数多、症状较轻者每天排便 3~5 次，症状较重者每天排便 5~10 次。

（3）患者排便以前腹部不适或疼痛，排便之后症状会减轻。患者在夏季不要吹空调风扇，否则会腹痛腹泻。

● 按摩疗法

（1）全身穴位按摩

【取穴】中脘、水分、天枢、关元、足三里、上巨虚；脾俞、胃俞、肓门、大肠俞穴。

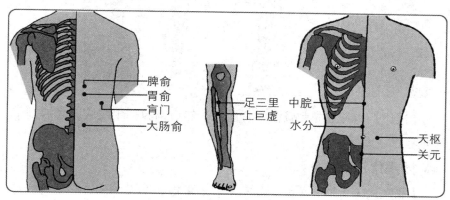

【操作】患者采取仰卧的姿势，按摩者站在患者身旁，手指、手根放到腹部推揉数次。重点按摩中脘、水分、天枢、关元、足三里、上巨虚穴；患者取俯卧位，按摩者站在患者身旁，手掌揉患者的背腰部数次，同时配合捏脊法，重点按摩脾俞、胃俞、肓门、大肠俞穴；揉搓腰骶部数次至发热即可。

（2）推胃经

【取穴】胃经（肋骨至小腹处）。

【操作】由肋骨下方开始，从上到下顺着推到小腹处。

（3）运八卦

【取穴】肚脐周围。

【操作】于肚脐周围，分别沿着顺时针、逆时针的方向揉推。

● 刮痧疗法

【取穴】肾俞、胃俞、中脘、足三里、太溪穴。

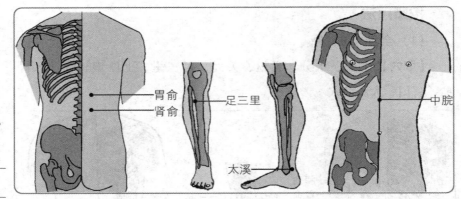

【操作】以补法先刮肾俞、胃俞穴，然后刮腹部中脘穴，最后刮下肢足三里、太溪穴。

● 拔罐疗法

【取穴】①天枢、关元、足三里、上巨虚；②大肠俞、小肠俞、足三里、下巨虚。

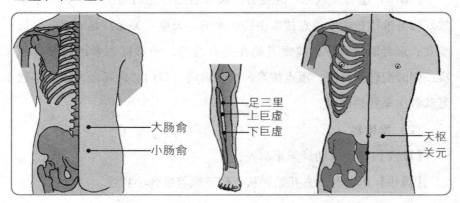

【操作】按俞穴部位选择不同口径火罐，取上述 2 组腧穴交替使用，每日或隔日 1 次，进行拔罐治疗。本法适用于脾胃虚寒型泄泻。

● 艾灸疗法

【取穴】神阙、天枢、足三里、公孙。配穴：脾虚者，加脾俞、太

老中医教你胃肠病调养之道

白；肝郁者，加太冲；肾虚者，加肾俞、命门。

【操作】常法艾灸诸穴。

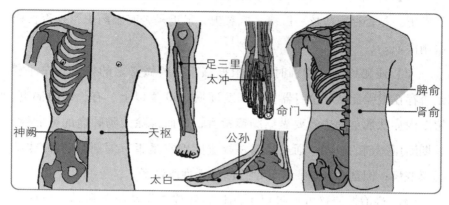

神阙　　　天枢

足三里
太冲

命门

公孙

太白

脾俞
肾俞

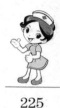

便秘，经穴调养肠道畅通

　　我们通常所说的便秘是指大便干燥、排便困难、长时间不愈的慢性功能性便秘，偶尔一次排便困难并不是病理性的便秘。便秘的诱因很多，如进食量过少、食物太过精细而缺乏膳食纤维、幽门或肠道梗阻、结肠张力太低、乙状结肠不规则痉挛性收缩，以及腹肌、膈肌、提肛肌或肠壁平滑肌收缩力下降等都可诱发便秘。

● 临床症状

　　便秘的主要症状包括：大便干结、排便困难。结肠痉挛诱发的便秘所排出的粪便呈羊粪状。患者用力能排出坚硬粪块，会出现肛门疼痛、肛裂，还可能会诱发痔疮、肛乳头炎。有的时候会由于排便时粪块嵌塞在直肠腔中排不出，但是会有少量水样粪质绕过粪块从肛门流出，出现假性腹泻。除此之外，患者可表现出腹痛、腹胀、恶心、食欲下降、浑身疲乏、头痛、头昏等。

● 诊断鉴别

（1）诊断时应当先询问患者的饮食和生活状况，是否存在患病史、手术史，是否存在痔核、肛瘘、肛裂史，最近是否有服药史，是否长期服用泻剂。

（2）便秘诊断、鉴别时，应根据临床需要做必要的检查。先注意是否存在报警症状、全身器质性病变证据。50岁以上、有长期便秘史、短期内症状加重的患者要做结肠镜检查，进而排除大肠肿瘤的可能性；长期滥用泻剂的患者，通过结肠镜检查能确定是否有泻剂结肠和/或结肠黑变病；钡剂灌肠造影能辅助诊断先天性巨结肠。

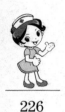

（3）难治性便秘可通过以下几种特殊检查手法进行确诊：胃肠通过试验（GITT）、直肠及肛门测压（RM）、直肠-肛门反射检查、耐受性敏感性检查、气囊排出试验（BET）、盆底肌电图、阴部神经潜伏期测定试验、肛管超声检查；结肠镜检查、钡灌肠能确定是否存在器质性病变。

● 按摩疗法

（1）摩腹

【取穴】腹部。

【操作】沿着顺时针的方向，按照左上腹—脐—小腹—右下腹—右上腹—左上腹—左下腹的顺序，按摩5~8分钟。

（2）耳朵按摩

【取穴】双耳诸穴。

【操作】在耳朵上分布着诸多反射区、穴位，手按摩耳朵30秒，可以刺激身体其他部位，让自主神经系统恢复平衡，还能促进体内废物的分解、排出。饭后用拇指和食指掐左右耳朵，之后轻轻用力，由后向前按圆弧状扭动耳朵，采用同样的方法用拇指和食指掐耳朵，之后向后轻拉耳朵，充分拉伸，力度要适中。

（3）推按降结肠

【取穴】降结肠部位。

【操作】如果在左下腹部摸到粪块，应当向下方用力推按，以听到肠鸣音为最佳。

（4）点揉腹结穴、气海穴

【取穴】腹结穴、气海穴。

【操作】用双手拇指指腹按压同侧腹结穴，稍微加压至产生酸胀感，之后沿着顺时针的方向点揉1分钟；一手拇指按同样的方法点揉气海穴至产生酸胀感，按摩1分钟左右。

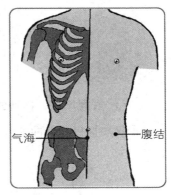

（5）直擦腰骶

【取穴】合谷、承山、丰隆穴。

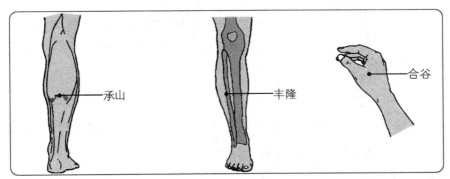

【操作】于腰骶部来回快速擦动至透热即可，可以促进粪块排出。用拇指和食指推拿合谷、承山、丰隆穴各2分钟。

（6）诸穴按摩

【取穴】脾俞、胃俞、肾俞、天枢、足三里穴。

【操作】按揉脾俞、胃俞、肾俞、天枢、足三里穴各2~3分钟。

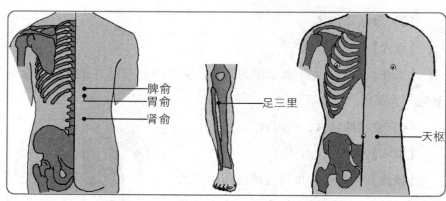

脾俞
胃俞
肾俞

足三里

天枢

（7）点揉尺泽、曲池穴

【取穴】尺泽、曲池穴。

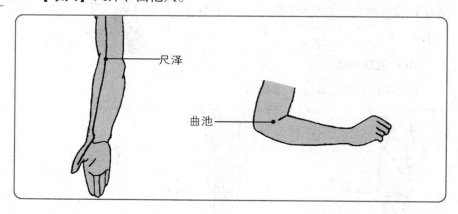

尺泽

曲池

　　【操作】一侧拇指指腹按在尺泽穴上，轻揉至产生酸胀感，每侧揉
1分钟；曲池穴的操作和尺泽穴的按摩疗法相同。

● 刮痧疗法

　　【取穴】小肠俞、中髎、大横、腹结、天枢、外陵、支沟、足三
里、上巨虚穴。

　　【操作】施术者持握刮痧板，按由上而下或由内而外顺序刮拭穴
位，注意刮板与皮肤需成45度角。在刮痧部位反复刮拭，至刮拭出痧
痕或有便意即止，各穴以重手法为主。

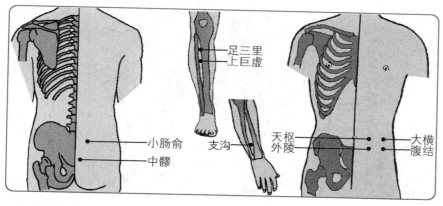

小肠俞　　足三里
中髎　　　上巨虚
支沟　　　天枢　　大横
　　　　　外陵　　腹结

● 拔罐疗法

【取穴】天枢、支沟、上巨虚、脾俞、胃俞、大肠俞穴。

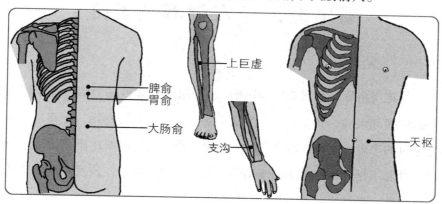

上巨虚
脾俞
胃俞
大肠俞
支沟
天枢

【操作】患者首先取仰卧位，选择大小合适的罐具，将罐拔在腹面所选的穴位上，留罐 10 ~ 15 分钟。然后取俯卧位，采用同样的方法在背面所选的穴位上进行治疗。每周 2 ~ 3 次，10 次为 1 个疗程，疗程间休息 1 周。

● 艾灸疗法

【取穴】脾俞、胃俞、大肠俞、天枢、支沟、足三里、三阴交穴。

【操作】用艾条温和灸。每穴每次 10 ~ 15 分钟，每日 1 次，10 次为 1 个疗程，疗程间休息 5 日。

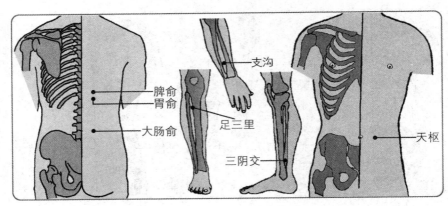

脾俞
胃俞
大肠俞

支沟
足三里
三阴交

天枢

老中医 教你胃肠病调养之道

阑尾炎，经穴调养消炎症

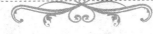

阑尾炎俗称"盲肠炎"，为阑尾腔内阻塞、多种细菌混合感染诱发的急性腹部疾病。其发病主要为细小阑尾管腔被粪石梗死，尤其是患肠寄生虫的患者，阑尾管腔多变形、狭窄，更易诱发阻塞；阻塞之后，阑尾会供血不足，管腔之中的细菌乘机繁殖，侵入管壁，诱发炎症。临床上有急性、慢性之分。

● **临床症状**

阑尾炎的主要症状为：病情发作的时候，经常在上腹、脐周围有持续性疼痛，阵发性加剧，几小时之后腹痛下移，局限在右下腹，伴随着恶心、呕吐、腹泻、便秘等症。炎症扩散的时候体温会上升，触压腹部时右下腹阑尾会有压痛、反跳痛。

● **诊断鉴别**

（1）急性阑尾炎患者采取仰卧位时，右手压迫左下腹，左手挤压近侧结肠，结肠中的气体会传到盲肠、阑尾，诱发右下腹疼痛呈阳性。

取左侧位，右大腿后伸，右下腹疼痛者呈阳性。表明阑尾位于腰大肌前方、盲肠后位或腹膜后位。患者仰卧在床，右髋、右大腿屈曲，被动向内旋转，至右下腹疼痛则为阳性，提示阑尾靠近闭孔内肌。有急性阑尾炎病史者，日后症状体征会显著反复或间歇发作的阑尾炎患者，则易确诊；对没有急性阑尾炎发作史的慢性阑尾炎患者，可通过钡灌肠检查辅助诊断。

（2）可通过血常规、尿常规、超声检查、腹腔镜检查、X 线钡剂灌肠做鉴别诊断。

● 按摩疗法

（1）对症按摩

【取穴】阑尾、会宗、居髎、内关、曲池、合谷穴。

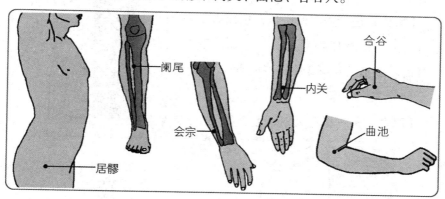

【操作】患者采取仰卧位，按摩者站在患者身旁，若下腹部疼痛，要先以点穴止痛为主。重点按摩阑尾、会宗、居髎穴。恶心、呕吐者加按内关穴；发热者加按曲池、合谷穴。

（2）全身穴位按摩

【取穴】阑尾、足三里、天枢穴。

【操作】用手揉摩腹部、膝部各 20～30 次。按压阑尾穴、足三里穴、天枢穴各 1 分钟。每日早晚分别重复上述按摩 1 次。

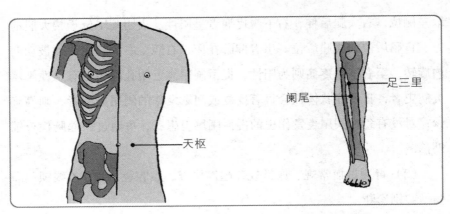

足三里

阑尾

天枢

老中医 教你胃肠病调养之道

（3）腰部按摩

【取穴】肾俞、志室穴，第 2 腰椎旁
痛点。

【操作】患者采取俯卧位，按摩者站在
患者身旁，手掌揉腰部数次，重点按摩右
侧肾俞、志室穴和第 2 腰椎旁痛点。

（4）三穴按摩

【取穴】足三里、天枢、上巨虚穴。

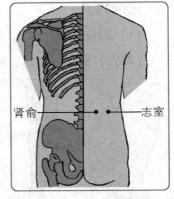

肾俞   志室

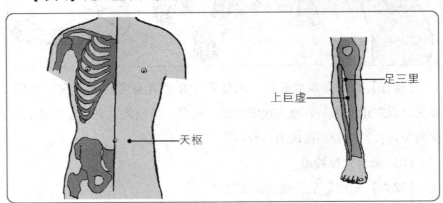

足三里

上巨虚

天枢

【操作】患者采取仰卧姿势，下肢屈曲，按摩者站在患者右侧，用
拇指指腹沿着逆时针的方向按揉足三里、天枢、上巨虚穴 3 ~ 5 分钟，

按揉足三里、上巨虚穴时稍微用力，至皮肤微汗即可。按摩天枢、上巨虚、足三里穴的时候向头的方向用力。

（5）按摩合谷穴

【取穴】合谷穴。

【操作】拇指和食指张开，虎口拉紧，另外一只手的拇指关节按压至虎口，拇指关节前弯曲，拇指指尖的凹陷处就是合谷穴。一只手的拇指张开，另一只手的拇指揉按合谷穴，双手交替按压合谷穴1~2分钟。

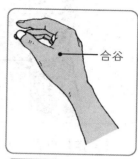
合谷

（6）叩劳宫穴

【取穴】劳宫穴。

【操作】一只手握拳，用曲骨处叩击另外一只手的劳宫穴16次，另一只手叩击16次。

劳宫

● 拔罐疗法

【取穴】大椎、肺俞、大肠俞、足三里、下脘、气海、阑尾穴。

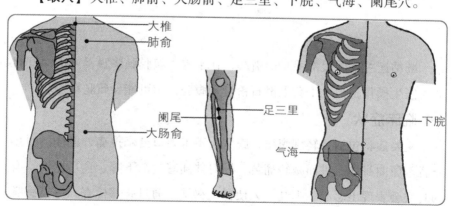
大椎
肺俞
阑尾
足三里
大肠俞
下脘
气海

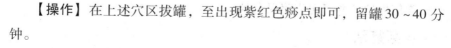

【操作】在上述穴区拔罐，至出现紫红色瘀点即可，留罐30~40分钟。

● 艾灸疗法

【取穴】中脘、神阙、阑尾、足三里穴。

第九章 身体自带「药房」，经穴调养保胃肠

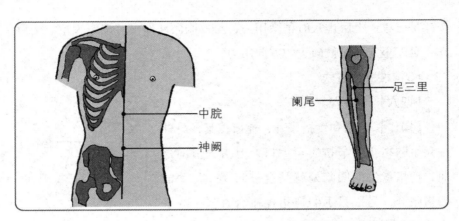

中脘

神阙

阑尾

足三里

【操作】以患处为主，在痛点放一个四眼艾灸盒或双眼艾灸盒（一定要按患者适应的热度，不要强求）进行艾灸，时间不少于 30 分钟，具体时间根据自己的适应力决定。

肠粘连，经穴调养缓解病情

肠粘连主要因腹部手术而引起，在手术中腹膜肠浆膜暴露的时间过久、医生操作不当、手套上滑石粉带入腹腔，都可能导致肠粘连。

● 临床症状

主要症状包括：轻度腹痛，腹胀。手术刀口处牵拉痛，剧痛的时候患者常屈曲身体，进而减轻痛苦，同时伴随着食欲下降、食后胀满，有的时候会表现出恶心、呕吐、大便稀或秘结。通过腹部检查，可以感觉到局部压痛感，并且可以触及包块。

● 诊断鉴别

（1）通过 X 线检查能看到阶梯状、扩张的，伴随着气液面小肠肠袢，不过这些现象并非每个患者都可以看到。

（2）患者多存在腹腔手术、创伤、感染病史，既往存在慢性肠梗阻症状、多次急性发作者多是广泛粘连而致的梗阻。长期无症状，突然表现出急性梗阻症状，腹痛症状比较严重，有腹部局部压痛、腹肌紧张者，应当考虑是否为粘连等所致的绞窄性梗阻。

（3）对手术后近期而致的粘连性肠梗阻，要注意和肠麻痹恢复期的肠蠕动功能失调进行鉴别，后者主要出现于术后 3～4 天，肛门排气排便之后，症状就会消失。

● 按摩疗法

（1）诸穴按摩

【取穴】天枢、气海、腹结、足三里、阳陵泉、脾俞、三焦俞、大肠俞穴。

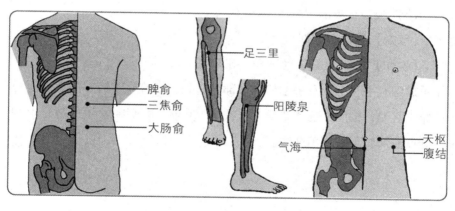

脾俞
三焦俞
大肠俞
足三里
阳陵泉
气海
天枢
腹结

【操作】患者采取仰卧位，按摩者站在患者身旁。手掌在腹部沿着顺时针的方向推摩数次，力度要柔和平稳、深透；双手于腹部提拿数次，提拿的过程中稍加抖动。重点按摩天枢、气海、腹结、足三里、阳陵泉穴。患者采取俯卧位，按摩者站在患者身旁，手掌揉按腰骶部数次，重点按摩脾俞、三焦俞、大肠俞穴。

（2）腹部穴位按摩

【取穴】中脘、天枢、气海、足三里、阳陵泉穴。

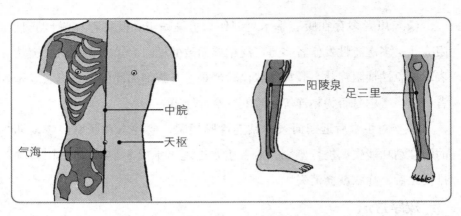

中脘

天枢

气海

阳陵泉　足三里

老中医教你胃肠病调养之道

【操作】手掌于腹部沿着顺时针的方向推摩 20 ~ 30 次。按压中脘、天枢、气海、足三里、阳陵泉穴各 1 分钟，每日早晚分别重复上述手法各 1 次。

（3）胸口至腹部按摩

【取穴】胸口至腹部。

【操作】每日早起、晚睡前，平卧于床上，双脚弯立，放松腹肌，左手放到右手背上，右手掌放到腹部肚脐处，沿着顺时针方向从内向外按摩 100 圈；按照上述方法反方向按摩 100 圈；之后左右手交替，由胸口处偏左向腹下按摩 100 次。

肠易激综合征，经穴调养改善消化道功能

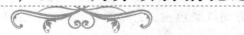

肠易激综合征是一种常见的功能紊乱性消化道疾病，其主要症状包括腹痛、腹胀、排便习惯改变和大便形状异常等，持续存在或间歇发作，但又缺乏形态学和生化异常改变可以解释的症候群，肠道功能的激惹性增加是其最主要的特征。根据肠易激综合征的临床症状，可将其归

属于中医学腹痛、便秘、泄泻范畴。本病主要因外感六淫、内伤情志、调养不当、禀赋不足等致肝郁气滞，疏泄失职，肝气横逆犯脾，脾胃运化失健，升降失调，湿浊内生，阻滞肠道，气机不畅，传导失司而发病。病位在肠，与肝、脾（胃）、肾密切相关。脾胃虚弱是该病的病理基础。病机变化在早期多属实证，以肝郁气滞或湿浊阻滞为主，随着病情的发展，肝木乘脾土，脾虚失运而成虚实夹杂证，或寒湿内蕴化热而为寒热夹杂之证；病程迁延日久，累及于肾，则为脾肾两虚之证；若波及血分则可见气滞血瘀的证候。

● 临床症状

（1）腹痛或腹部不适。是肠易激综合征的主要症状，伴有大便次数或形状异常，腹痛多于排便后缓解，部分患者是在进食后出现，腹痛可发生于腹部任何部位，局限性或弥散性，疼痛性质多样。腹痛不会进行性加重，夜间睡眠后极少有痛醒者。

（2）腹泻。①持续性或间歇性腹泻，粪量少，呈糊状，含大量黏液；②禁食72小时后症状消失；③夜间不出现，有别于器质性疾患；④部分患者可因进食诱发；⑤患者可有腹泻与便秘交替现象。

（3）便秘。排便困难，大便干结，量少，可带较多黏液，便秘可间断或与腹泻相交替，经常有排便不尽感。

（4）腹胀。白天较重，尤其在午后，夜间睡眠后减轻。

（5）上胃肠道症状。近半数患者有胃烧灼感、恶心、呕吐等上胃肠道症状。

（6）肠外症状。背痛、头痛、心悸、尿频、尿急、性功能障碍等胃肠外表现较器质性肠病显著多见，部分患者尚有不同程度的心理精神异常表现，如焦虑、抑郁、紧张等。

● 诊断鉴别

肠易激综合征诊断标准以症状为依据，诊断建立在排除器质性疾病的基础上，推荐采用目前国际公认的肠易激综合征罗马Ⅲ诊断标准：

反复发作的腹痛或不适（不适意味着感觉不舒服而非疼痛），最近3个月内每个月至少有3天出现症状，合并以下2条或多条：①排便后症状缓解；②发作时伴有排便频率改变；③发作时伴有大便形状（外观）改变。

诊断前症状出现至少6个月，近3个月符合以上标准。

以下症状对诊断具有支持意义，包括：①排便频率异常（每周排便少于3次，或每日排便多于3次）；②粪便形状异常（干粪球或硬粪，或糊状粪、稀水粪）；③排便费力；④排便急迫感、排便不尽、排黏液便以及腹胀。

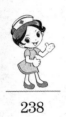

● 拔罐疗法

【取穴】大肠俞、小肠俞、足三里穴及阳性反应部位。

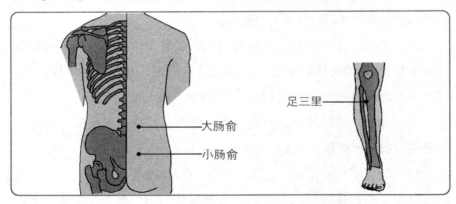

足三里

大肠俞

小肠俞

【操作】左腹、臀部、大腿后侧阳性反应部位拔火罐10～15分钟。腹泻者用口径6厘米中型火罐，于肚脐窝处（相当于神阙穴，包括天枢穴）拔一罐。每日或隔日1次，3次为1个疗程。

● 艾灸疗法

（1）直接灸

【取穴】足三里、天枢穴。

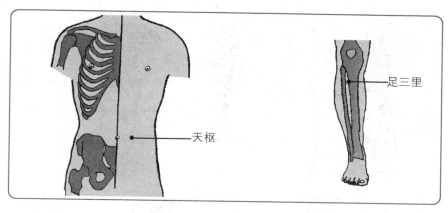

足三里

天枢

【操作】用艾条温和灸，距皮肤 2 ~ 3 厘米，灸 10 分钟，以患者能耐受为度。每日 1 次，左右交替使用，30 日为 1 个疗程。

（2）隔物灸

【取穴】天枢（双）、中脘、关元穴。

【操作】将附子分 5 份，肉桂、当归、红花、木香、丹参、花椒各 1 份，研成细粉，加入黄酒混合调匀成稠糊状，制成小药饼，每个重 10 克左右。艾炷底径 2.2 厘米，高 2.5 厘米。每次取药饼 2 个，以针刺数孔，将其放在上述任意 2 个腧穴处。上放艾炷施灸。每日灸治 1 次，12 次为 1 个疗程。

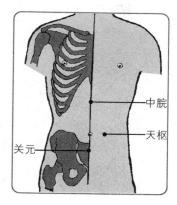

中脘

天枢

关元

● **针灸疗法**

（1）体针

【取穴】主穴：足三里、天枢、三阴交穴。配穴：①脾胃虚弱，加脾俞、章门穴；②脾肾阳虚，加肾俞、命门、关元穴，也可用灸法；③脘痞，加公孙穴；④肝郁，加肝俞、行间穴；⑤便秘取大肠俞、天枢、支沟、丰隆穴为主穴；⑥热秘，加合谷、曲池穴；⑦气滞，加中脘、行间穴；⑧阳虚，加灸神阙穴。

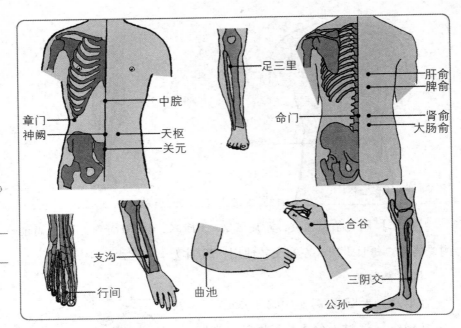

足三里

肝俞
脾俞

中脘

肾俞
大肠俞

章门
神阙

命门

天枢
关元

支沟

合谷

行间

曲池

三阴交

公孙

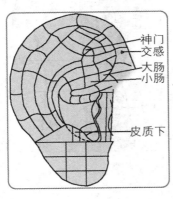

神门
交感
大肠
小肠

皮质下

【操作】实证用泻法，虚证用补法，寒证可用灸法。

（2）耳针

【取穴】交感、神门、皮质下、小肠、大肠穴。

【操作】每次选用 2～3 穴，刺激强度以患者能耐受为度，留针 20 分钟，每日或隔日 1 次。

老中医 教你胃肠病调养之道

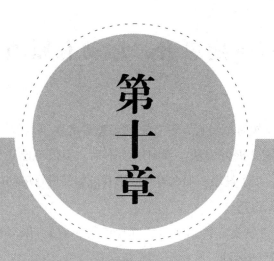

第十章

小运动、好心情，
　　　　让胃肠更有活力

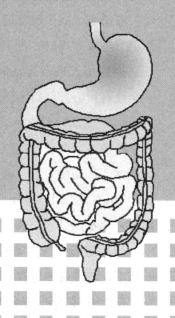

胃肠病患者，运动有原则

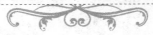

运动疗法操作简单易行，而且有利于患者的康复。但是在进行运动的过程中，必须掌握好方法；否则运动不当，不仅不能达到预期效果，甚至适得其反，损害健康。那么胃肠病患者该如何进行运动疗法呢?

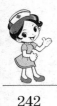

● 科学的运动方法

（1）急性胃肠炎、胃出血、腹部疼痛者不宜运动，待病情恢复或好转后再进行适当运动。

（2）胃肠病患者饭前不宜进行剧烈运动，胃下垂患者应在饭后2小时进行锻炼。

（3）消化性溃疡患者有穿孔、出血或癌变可能时，不宜进行运动锻炼。有明显幽门梗阻时，也不宜进行运动治疗。溃疡处于活动期的患者，要避免或减少腹部运动，以免增加出血或穿孔的可能。如果伴有严重器官功能衰竭时，也不宜采用运动治疗。

（4）每天进行运动时，可以灵活安排时间，不刻意固定时间，但一定要有恒心，坚持不懈。

（5）运动时要选择氧气充足、空气清新的地方；运动前一定要热身，活动一下四肢，逐渐进入运动状态；由于运动中出汗会大量损耗体内液体，从而使力量、速度、耐力及心脏的输出能力都有所减弱，故在运动前1~2小时、运动中及运动后都要饮用适当的净水，不要等到口渴时才喝水。

（6）进行户外运动时，尤其要注意气温的变化，随身携带衣物及时增减，避免受凉感冒；同时防止吸入冷气，出现胃痛、胃胀等症。

（7）循序渐进，逐渐加大运动量。在开始进行运动锻炼时，运动量以小为宜，随着患者机体健康状况的改善，运动量可逐渐加大，达到应有的运动强度后应维持在此水平上坚持锻炼，严禁无限制加大或突然加大运动量，以免发生副作用。

（8）胃肠病患者的运动保健，要注意全身运动与局部运动相结合，才能取得较好的康复保健作用。一般以全身运动为主，同时注意配合一些适当的按摩治疗，对症状改善可有一定帮助，对改善胃肠道的血液循环有一定作用，以促进溃疡的愈合。

（9）坚持不懈。运动疗法对消化性溃疡的康复保健具有一定的作用，但非一日之功，只有长期坚持，才能取得预期的效果。因为机体的神经系统、内脏器官及肢体功能的完善，身体体质的增强，要通过多次适当运动量的刺激和强化才能获得。

● 科学的运动时间

我们都知道饮食起居要遵守"生物钟"，却不知道运动也有"生物钟"，有规律地安排运动时间则对健康更为有利。

（1）适宜运动的时间

早晨：空气清新，户外活动可增强肌力，提高肺活量，尤其是对呼吸系统或患有呼吸道疾病的人大有好处；下午则是强化体力的好时间，肌肉的承受能力较其他时间高出50%；特别是黄昏时分，人体的运动能力达到最高峰，心跳频率和血压均有上升。

晚上：适当运动有助于睡眠，但必须在睡前3~4个小时进行，强度不宜过大。

（2）不适宜运动的时间

相对于以上时间段来说，了解不宜运动的时间段对于健康来说同样重要。

进餐前后：此时有较多的血液流向胃肠道，以帮助食物消化吸收。此时运动会妨碍食物的消化，时间一长会诱发疾病。民间有句俗话："饭前不要闹，饭后不要跳"，意思就是提醒我们饭前、饭后不要进行剧烈运动。因为在运动的过程中，大量血液会流到参与活动的肌肉中去，内脏器官，如胃、肠等器官的血管都处于相对紧缩状态，这个时候人体的消化、吸收功能处在抑制状态，胃液分泌减小，消化能力减弱，消化腺分泌大大减少。运动后此种状态不能在短时间被改变，需要休息一定的时间后才能恢复正常，因此剧烈运动后不能立刻进食。如果在剧烈运动后立即进食，会影响消化吸收能力，长此以往会引起消化不良、食欲不振、慢性胃炎等身体不适症状。通常来说，运动后要休息半小时甚至更长时间再进食较合适。饭后也不宜进行剧烈运动，即使是散步等有氧运动，也宜在适当静坐或仰卧 30 分钟以后再进行。多数长寿者都有饭后平卧半小时的习惯。

饮酒后：酒精快速被消化道吸入血液中，并进入脑、心、肝等器官，此时运动会加重这些器官的负担。和餐后相比，酒后运动对人体产生的消极影响更严重。

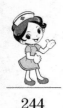

244

老中医教你胃肠病调养之道

练练提肛运动，让肠道更强壮

提肛运动就是指有规律地向上提收肛门，之后放松，一松一提重复操作。站、坐、行的时候都可以进行此运动，简单易行益处多。

● 提肛运动对人体都有哪些益处

（1）**防治痔疮**。痔疮的形成主要是因为肛门直肠底部及肛门黏膜静脉丛发生曲张。提肛运动可以对肛周静脉产生一个排挤作用，让局部静脉回流变得通畅，减少静脉瘀血扩张，有效防治痔疮。吸气的时候收缩肛门，利用此腹内压较低的契机，可使肛门静脉血液回流。

（2）**防治便秘**。提肛运动可以刺激肠壁感觉神经末梢，促进肠道蠕动，有利于粪便的排出。长期坚持提肛运动能有意识地刺激直肠运动，建立起正常的排便行为。

（3）**缓解直肠癌保肛术后暂时性大便失禁**。直肠癌保肛术：如Dixon手术，切除乙状结肠和大部分直肠，直肠和乙状结肠行端端吻合，由于手术会对肛周神经、肌肉组织进行牵拉、损伤，造成术后直肠肛管的容量减少，术后会出现暂时性大便失禁。提肛运动能刺激肠壁感觉神经末梢，会阴、肛门、盆底肌群有节律地收放可以提高肛门括约肌的弹性，加强肛门的控便能力。

（4）**缓解女性压力性尿失禁**。压力性尿失禁指的是在咳嗽、打喷嚏或运动时腹肌收缩，腹内压突然上升，出现尿液从尿道外口不自主地渗漏。此症多发生在中老年女性身上，主要是因为膀胱括约肌张力降低、盆底肌肉及韧带松弛所致。提肛运动可以提高盆底肌肉收缩能力，加强盆底肌肉的力量。

（5）**缓解经尿道前列腺电切术后尿失禁**。经尿道前列腺电切术是一种治疗前列腺增生症的手术方式，术后近端尿道括约肌被毁坏，尿失禁是其术后常见的并发症之一。肛提肌是尿道括约肌机制的重要组成，它在接近尿道膜部时，肌肉明显增厚，和尿道外括约肌相交融，包绕尿道周径的5/6。提肛运动可以强化肛提肌收缩，增强尿道关闭力，让尿道坚持高于膀胱内压的阻力，控制排尿。

● 提肛运动的操作方法

思想集中，全身放松。舌舐上腭，深吸气（吸气时稍微用力），收腹，有意识地向上提收肛门憋气5秒，缓缓呼气（嘴成鱼嘴状），放松肛门，放松全身10秒。再重复上述动作，每次10分钟左右，早晚各1次。

● 提肛运动的注意事项

虽然提肛运动对人体有很多好处，但操作的时候还是要注意以下几点问题：

（1）循序渐进。提肛运动是个循序渐进的过程，可以逐渐加大活动量，避免肌肉由于运动过度而产生酸痛感。锻炼的过程中应以感到舒适为宜，关键在于坚持。

（2）有效提肛。第 1 次可由护士戴手套，食指涂液状石蜡，轻轻插入患者肛内，同时嘱咐患者收缩会阴和肛门肌肉，如果护士能感觉肛门收缩强劲有力，则说明是有效收缩。

（3）肛门局部感染、痔核急性发炎、肛周脓肿等患者不宜做提肛运动。

（4）肛肠疾病术后早期（3 天内）不宜做提肛运动。混合痔术后第 14 天开始进行提肛运动较术后第 3 天效果好。

（5）严重便秘脱肛者，下体疼痛、晚上频繁起夜者，要在医生指导下进行放松训练，至症状消失后才可以进行提肛运动；否则不但效果不明显，还会由于肌肉敏感性增加而加重症状。如果练习过程中出现反复性不适症状，应当暂停练习。

老中医教你胃肠病调养之道

经常练习腹式呼吸，让胃肠得到放松

腹式呼吸是瑜伽采用的一种呼吸方法，很多专家都认为这种呼吸方法才是正确、健康的呼吸方法。

腹式呼吸是通过横膈肌升降力量吸气、吐气的过程，也就是利用丹田进行呼吸。这种呼吸方法不但能促进胃肠运动、消除轻度便秘、消除小腹多余脂肪，对心脏等脏器也有非常好的保健功效。

在腹式呼吸的过程中，腹部会产生温热感，皮肤温度上升 1～6 摄氏度，促进腹部相关脏器功能的发挥。腹内小肠的消化液会在这个时候增多，胆汁的分泌量也会增加 3～6 倍，小肠吸收功能增强，泌别清浊功能变得旺盛。清者上升至心肺，进而分布到全身各处；而浊者则下降到大肠。

腹式呼吸可以让横膈活动幅度增大，挤压腹腔脏器，直接按摩胃和小肠，促进胃液的分泌，增强小肠蠕动、腺体分泌的过程。还可以加强大肠传输废物、排出毒素的功能。坚持练习腹式呼吸，很多慢性结肠病变都会有所好转，大便的质地、次数也会逐渐恢复正常。

腹式呼吸先将呼吸调节到正常的呼吸状态，背部挺直，肩部放松。等到呼吸平稳、顺畅时，将意念集中到丹田和脐下 3 寸的位置。通过鼻子缓缓吸气，腹部慢慢膨胀，让气息充盈腹腔。吸满气后，腹部慢慢收缩，由口慢慢呼气，细细长长匀速呼出，感觉小腹紧贴于后腰背，将气体完全呼出、呼尽。

腹式呼吸的过程中要注意以下四点：尽量保持胸部不动；吸满气，不要憋气，随之将气体顺畅呼出；全身放松，特别是肩关节；小腹向外推时，不需要刻意让小腹突出，而是用气息向外推送。

练习瑜伽，由内而外放松胃肠

瑜伽是一种风靡全球的养生运动，不但能强化肌肉骨骼，还能塑造完美身材，让人拥有积极向上的生活态度。

● 侧腰伸展式

（1）莲花坐或简易莲花坐，脊柱保持自然挺展，双手合十胸前成起始式。

（2）吸气，将合十的手掌高举过头，呼气，向两侧平展手臂。

（3）再吸气，保持臀部不要离地，将一侧手臂高举，另一侧手臂弯曲轻扶地面。

（4）身体向扶地一侧手臂方向弯曲。眼睛看向手掌根或通过大臂看向天花板方向。

● 三角式

（1）双脚打开两倍于肩宽，手臂平举成大字状。

（2）吸气，将右侧脚趾向外侧打开180°，左侧脚踝向同方向转动45°距离。

（3）眼睛看向右手指尖。呼气，同时身体弯曲，同侧手指尽量扶向你能扶到的任何部位（小腿或脚踝）。眼睛看向高举的一侧手指。

● 摩天式

（1）直立，双脚与肩同宽。

（2）吸气时，双臂举过头部并伸直，双手交叉，转动手腕，掌心向上。

（3）呼气时，双臂带动上身慢慢弯下，直到身体和地面平行。

（4）再次吸气，双手慢慢举起，呼气的时候双手分开，在体侧落下。

● 前屈伸展式

（1）坐姿，脊柱自然伸展，双脚双腿并拢向前伸直，双手自然放在身体两侧或在大腿上。

（2）吸气，双臂向前伸直，双手并拢两肩向后收，拇指相扣，掌心向下。

（3）将双臂高举过头部，紧贴双耳，微微向后略仰，使整个脊柱向上延展。

（4）呼气，由腹部开始向前向下贴近大腿上侧，双手抓住双脚脚趾，保持顺畅呼吸。注意力集中在腹部（感觉动作困难可弯曲双膝）。

（5）吸气，由后背开始，带起整个上身。呼气，回到起始坐势。放松 10～20 秒的时间。

● 风吹树式

（1）直立，双脚并拢，双臂放在身体两侧。

（2）吸气时，双手慢慢高举过头部，在头顶合掌，同时提起脚后跟。

（3）呼气时，上身从腰部弯曲，倾向右侧；保持几秒，吸气的时候收正。

（4）呼气的时候向左，吸气的时候收正。

● 脊柱转动式

（1）保持坐姿，双腿并拢向前伸直。

（2）吸气，将一侧腿收回，脚掌放在另一侧膝盖外的地面上。

（3）手扶脚踝，保持脊柱自然伸展。

（4）呼气，另一侧手轻扶臀部后侧地面，略微推动，使脊柱向后拧转。

（5）眼睛尽量看向身体后侧，控制姿势，保持均匀呼吸。

● 蝗虫式

（1）俯卧地面，手臂放在身体两侧，掌心朝上。

（2）吸气，将头部、胸部、双腿同时抬离地面，手臂向后伸展。

（3）让最后一条肋骨紧贴在地面，以减轻腰椎压力。

（4）正常呼吸 5～10 次后，放松。

放慢生活节奏，胃肠无压力

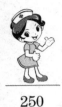

老中医教你胃肠病调养之道

现代人的生活压力非常大，尤其是生活在大城市的人群，"放松"不是一件容易的事。随着竞争压力的增大，很多人开始出现抑郁、失眠、精神失常的现象，饱受折磨。与此同时，和你的一日三餐息息相关的胃也受到了波及。

如今，越来越多的年轻人患上了胃肠疾病，除了和不良的生活方式有关，还和压力的增大有很大关系。处在奋斗期的年轻人经常处于焦虑的状态下，岂不知这种心理状态不仅不利于改善自己的工作和生活状态，反而会阻碍身体健康，最终的恶果就是工作效率下降、生活幸福指数降低。对于现代的年轻人而言，压力共有两种，一种是工作压力，还有一种是心理压力，工作压力的加重会直接增加心理压力，二者形成恶性循环，最终危害身体健康。

很多医生在为胃溃疡患者医治时，嘱咐其回家后保持健康的生活方式，为自己减轻心理压力。但是对于现代的年轻人而言，做到这两点都不太容易。"优胜劣汰"的趋势日趋明显，今天不努力，明天被"炒鱿鱼"，没办法，只好暂时牺牲健康换取工作业绩。

这种心理是可以理解的，尤其是 30～50 岁的中年人，压力怎么能不大？但是有压力也要学会减压，而不能一味地任压力发展下去。面对压力，首先，不要惧怕它，而是应当学会将其看轻、看淡，压力只是一种心理反应，你越惧怕它，它就越是强大。此外，减轻内心的压力，关键是调整好自己的心态。工作中若是遇到量大、难度高的任务时，应当保持乐观、积极的心态，千万不可悲观、消极，否则不仅无益于工作的进行，反而会因心理疲惫而延缓工作进程。下面几种方法都有助于减压、放慢生活节奏。

● 找出自己的人生爱好

兴趣爱好对一个人来说非常重要，有兴趣爱好者的生活才会丰富多彩，才有滋味。兴趣爱好对老年人来说也非常重要。它能给人以快乐的期望和感受，兴趣爱好越明确，期望和感受就越强烈。兴趣和爱好是对人的需求的一种满足、调剂、丰富，而任何需求在得到满足时都能让人产生愉快的感觉。通过那些让人愉快的兴趣爱好可以让人放松下来，精神饱满，对生活、工作重拾信心。

● 学会合作与授权

每个人的能力都有限，如事必躬亲，压力肯定会很大，而且效率也不会太高。因此，在遇到巨大的工作量或生活问题时，一定要先冷静来分析，究竟能不能依靠自己的力量将其完成，若只是一味地往前冲是很不明智的。

● 适当休息有益身心

工作一段时间后就要停下来放松一会儿，出去走几分钟或闭目养神、听一会儿轻缓的音乐，不仅有利于恢复体力，还能提高工作效率。

● 积极参加体育锻炼

一个人如果身体健康，抗压能力也会增强。如果觉得自己的压力非常大，可以出去打一场篮球，或者出去踏踏青、登登山，既能放松身心，又能提高机体免疫力。千万不要以为减压就是放弃工作和生活，其实它是一种乐观面对工作和生活的方式，想让自己拥有更加健康的身心和胃肠，适当的锻炼还是很有必要的。

● "慢"生活的方式

把自己的生活"慢"下来，慢慢吃饭，慢慢喝水，慢慢走路，懂得闭上眼睛享受花香、美食，选择一件让自己感觉忙碌又有趣的事，比如做家务，可以让你长期紧绷的神经放松下来，压力、困扰也能在这个时候被排遣，胃肠也会变得更加轻松。

胃下垂患者可做的保健动作

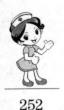

随着年龄的增长，身体各项功能衰退，肌肉也会逐渐失去力量，包括维持胃部的肌肉和韧带，胃随之慢慢下垂，低于正常位置。除了肥胖，很多中老年人大腹便便都和胃下垂有关，但是如今，胃下垂已经逐渐趋向年轻化。

现在的年轻人边吃饭边走路，边工作边吃饭，饥一顿饱一顿，认为自己的身体足够好，对于吃饭的事情持不在乎的态度。久而久之，便出现了胃下垂。

有没有不到医院看病、不吃药，也能够治疗胃下垂的方法呢？当然有。

● 刮脚护胃法

每天晚上泡好脚后，最好是晚上 9 点，三焦经当令的时候，在脚心处涂抹适量按摩膏，之后用跪指刮脚心，左右脚分别刮 15 分钟左右。用跪指刮脚心时，应当配合着激动人心的音乐，在音乐声的带动下，用意念将自己的气血传递至悬吊胃的韧带上面，韧带气血充盈，弹力回升，胃就会跟着升至原来的位置。

这种方法不但能够治疗胃下垂，还能够治疗各种慢性脾胃病等。坚持刮脚护胃之法一个半月以后，胃下垂的症状就能够得到改善。在此强调"坚持"二字。很多中医的按摩、食疗之方都是如此，只有坚持服用才能生效。

在我们的脚心处，包含着胃肠反射区。采用刮脚法护胃，能够补益、调理五行之中属土的脾胃，进而治疗胃下垂及各种慢性胃病。

此外，对于突然出现的腹胀、消化不良等症，也可采用跪指刮脚心的方法，每只脚刮 20 分钟左右，过一会儿就会觉得全身气血畅通，等上过厕所后，肚子就会舒服多了。

● 床上运动

白天：首先，床上放一个枕头，将臀部放在枕头上，双手放在体侧，闭上眼睛，在深吸气的时候两腿以髋关节为轴向头部收起，呼气的时候放平。整个动作要平缓。髋关节不好的人，可以尽量屈腿。在完成此动作时，臀部和肩部的位置不要改变，头部放正。每天做50次即可。

晚上：人们可以平躺在床上，双手自然放在体侧，屈腿，以髋关节为轴做脚踏自行车的动作。此动作不能过快，最好随呼吸有节律地进行。如果膝关节和髋关节状态好，要尽量将动作做大。每天晚上做50次即可。

揉揉肚子，给胃肠做个按摩

腹部为六腑所在之处，它的生理功能包括饮食之受纳、消化、吸收、排泄，做好腹部按摩不仅能加强消化系统功能，还可以防治肥胖和高血压。

药王孙思邈是个长寿之人，他的长寿之道中不可缺少的一点就是腹常揉，具体操作：搓手36下，手热之后，双手交叉，绕着肚脐沿顺时针方向按摩，揉动的范围应从小到大，共按摩9～36下。此动作能消除腹部鼓胀等症。

还可以刺激腹部的穴位，具体操作：用拇指或食指、中指二指依次按摩中脘穴（位于胸骨下端与肚脐连接线中点处）、梁门穴（位于脐中上4寸，前正中线旁开2寸处）、天枢穴（位于脐旁2寸处）、大横穴（位于腹中部，距脐中4寸处）、关元穴（位于脐下3寸处）等，进而调节胃肠功能、温肾补肾，每个穴位按摩20～30秒。也可以用手掌按摩神阙穴（位于肚脐中央处）、关元穴各2分钟，让穴位和穴位深层能产生出较强的温热感。

中国有句古话"人到四十，肚皮外鼓"，很多女性朋友揉腹是为了减肥，而坚持揉腹产生的减肥效果也是不错的。从中医的角度上说，揉腹能通和上下，分理阴阳，去旧生新，让五脏更加充实，还可驱散外邪，消除百病。从现代医学的角度上说，揉腹能强健胃肠和腹部肌肉，促进血液、淋巴液循环，有利于肠蠕动和消化液分泌，让食物充分进行消化、吸收、排泄。坚持揉腹还可通便，有效改善便秘。

揉腹应当以肚脐为中心，先沿着顺时针的方向画圈按摩，之后沿着逆时针的方向转圈按摩。此按摩疗法，操作难度较大，所以持续的时间较短。可以改用单手按摩，先将一只手放在肚脐周围按摩，感到累时换另外一只手反向按摩。每天早晨起床前操作，按摩时间可自行决定。

揉腹能保持人的精神愉悦，每天睡前按摩腹部，有助眠、防止失眠之功。动脉硬化、高血压、脑血管疾病患者，经常按摩腹部可以平息肝火，让人心平气和，让血脉更加畅通，进而辅助治疗疾病。

胃和十二指肠溃疡患者每天早、中、晚饭之后分别按揉腹部，每次按摩 5 分钟左右，即可辅助治疗溃疡病。胃溃疡疾病的发生和胃酸分泌过盛有着密切关系，经常揉腹能促进前列腺素分泌，避免胃酸分泌过多，预防溃疡病的发生。

每天早晚坚持揉腹，能够疏肝解郁、调理脾胃，缓解肝区隐痛、腹部胀满、食欲下降等。

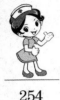

老中医教你胃肠病调养之道

心情郁闷，"胃"和你感同身受

很多人都听说过"怒伤肝"这句话，然而实际上，大怒伤的不仅是肝，还会伤及脾胃。经常会有这种情况，很多人在生气时会连饭都吃不下去，没有胃口。

心情好的时候，肝之疏泄条达，中医认为，肝气犯胃、肝脾不和，肝气之疏泄又和胆汁的分泌排泄有关。肝主疏泄，能够保持正常消化吸收功能，若肝失疏泄，最易影响脾胃的消化功能、胆汁的分泌和疏泄，进而出现消化功能失调，如果经常出现肝气郁结，除了会表现出胸肋胀痛、烦躁郁闷等，还会出现胃气不降而致的嗳气、腹胀、食欲下降、脾气不升的腹胀、便溏等。了解到肝气、消化吸收间的关系后，我们就会明白人在生气的时候为什么会没食欲，吃不下饭，他们不仅仅是在赌气，更是因为没了吃饭欲望。

《黄帝内经》上有记载："百病生于气也。"胃肠功能的变化为人体情绪发生的"晴雨表"。面对压力的时候，人会采取不同的方法来缓解压力，如抽烟、嚼口香糖，让压力得到释放，如果一个人由于情绪低落，长时间处在郁闷状态，就会胃病缠身。

还有一类人，情绪状态不佳时常常"茶不思、饭不想"，哪怕摆在面前的是自己平时爱吃的食物，也会食不知味，其实这就表示我们的大脑已经主动忽视了脾胃，胃肠工作的时候没能及时获得动力，而是"空转"，时间一长，就会损伤胃肠；还有的人采取了暴饮暴食之法，此时他们只是觉得大量进食才可消除内心的郁闷，将不良情绪一并消除。

其实，不吃或多吃均不利于身体健康，因为它们都会影响到脾胃的状态。当人体气血不正常时，消化功能就会受到影响。因此，既然不良情绪不易改变，则应当改善自身饮食情绪。

有人可能会问，何为饮食情绪？所谓饮食情绪，即进食过程中所保持的情绪状态，即进食前后这段时间内的心理情绪，此情绪要平静温和、舒畅开朗，只有这样才利于食物的消化吸收，进而强壮脾胃。因此，我们进食时应当保持平稳、愉悦的心情，将恼人、沮丧的事情放到一边，保持平和的心境去吃饭，体会每一口饭中的美味和营养，这样心情也能逐渐变好。

脾胃功能好了，即使吃的是粗茶淡饭也是一种享受；如果脾胃状态不好，哪怕吃的是珍馐美味，也会食之无味。

可见，心情郁闷的时候，"胃"会和自己感同身受，想要让胃更健康一些，得让自己的情绪先变得平稳。可以从以下几点着手：

（1）应当保持乐观、积极的人生态度。人的一生之中并不可能诸事顺利，谁都可能遇到不顺心的事情，有的人越是悲伤就越喜欢钻牛角尖，本来遇到的事情并不严重，可越想越烦琐，直到不可收拾的地步。很大一部分女性朋友就是因为不能从这种不良情绪之中解脱出来而患上了抑郁症。

很多时候，人的思想会将一些事情放大，同样一件事情，有的人觉得没什么，有的人却一直愁眉不展，就好像天要塌下来一般。乐观积极的人会觉得这个世界上没有什么事情是解决不了的，也不容易受情绪困扰。

实际上，很多事情并没有想象中的那么坏，只要人还活着，任何事情都能被解决。不要给自己太大压力，不管你有多优秀，都不可能十全十美，人都会有短处，不能太要求完美，要允许自己犯错误、有做不好的事情，因为这些都很正常。"人非圣贤，孰能无过"，应当学会放宽心。很多事情只要自己尽力去做就可以了，不要太在意结果如何，以免增加烦恼。

（2）选择适当的方法转移自己的注意力。如和朋友聚会，或者和朋友去逛街、运动等，经常让自己的心情处于愉悦的状态，这样才可以拥有开阔的胸襟和眼界，处在最佳的进食状态之中。

附录：中医胃肠病辨证中药方精选

● 一、如何选用治疗胃痛的中成药

1. 寒邪犯胃

临床症状 突然胃痛、受寒后疼痛加重、遇暖则痛缓、恶寒、口不渴、舌苔薄白等。

药方应用 选用散寒止痛的非处方药温胃舒胶囊（含党参、制附子、炙黄芪、肉桂、山药、制肉苁蓉、炒白术、炒山楂、乌梅、砂仁、陈皮、补骨脂），口服，每次3粒，每日2次；其他剂型有温胃舒颗粒（冲剂）。或选用香砂养胃丸（含木香、砂仁、白术、陈皮、茯苓、制半夏、制香附、炒枳实、豆蔻、厚朴、藿香、甘草），每次9克，每日2次；其他剂型还有浓缩丸、冲剂、软胶囊等。

2. 饮食停滞

临床症状 胃痛常由暴饮暴食引发，胃痛胀满、嗳腐吞酸，或吐出不消化食物，吐后疼痛暂可缓解，舌苔厚腻等。

药方应用 选用消食导滞的香砂平胃颗粒（含苍术、陈皮、甘草、厚朴、香附、砂仁），每服1袋（10克），每日2次；或用水丸，每次1瓶（6克），每日服1~2次。

3. 肝气犯胃

临床症状 胃脘胀闷、攻撑作痛、痛及两胁、嗳气频繁、大便不畅、苔多薄白，每因精神情志因素而发作。

药方应用 选用疏肝理气和胃的非处方药加味左金丸（含姜炙黄连、吴茱萸、黄芩、柴胡、木香、香附、郁金、白芍、青皮、枳壳、陈皮、延胡索、当归、甘草），每次服6克（100粒），每日2次。或用气滞胃痛颗粒（含柴胡、延胡索、枳壳、香附、白芍、炙甘草），每次服1袋（5克），每日3次。也可选用胃苏冲剂（含苏梗、香附、陈皮、香橼、佛手、枳壳），每次服1袋（15克），每日3次。

4. 肝胃郁热

临床症状 胃脘灼热疼痛、痛较急迫、易怒烦躁、反酸嘈杂、口干苦、舌红苔黄等。

药方应用 选用疏肝泄热和胃的六味安消散（含土木香、大黄、山奈、寒水石、诃子、碱花），口服，每次1.5~3克（每袋18克），每日2~3次。其他尚有瘀血停滞及脾胃虚寒的胃痛，临床相对较少，辨证也较复杂，不再赘述。

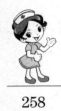

● 二、急性胃炎辨证中药方

1. 食滞胃脘

临床症状 胃脘胀满，疼痛拒按，或呕吐酸腐及不消化食物，吐后痛减，食后加重，嗳气反酸，大便不爽，舌质淡红，苔厚腻，脉滑实。

药方应用 保和丸加减——神曲、山楂、莱菔子、茯苓、连翘、半夏各10克，陈皮6克。

2. 暑湿犯胃

临床症状 胃脘痞满，胀闷不舒，按之腹软而痛，纳差食减，口干而腻，头身沉重，肢软乏力，小便黄热，大便滞而不爽，或兼见发热恶寒，舌质红，苔白黄而腻，脉濡细或濡数。

药方应用 藿香正气散加减——藿香、紫苏、白芷、陈皮各6克，半夏、大腹皮、茯苓、白术、厚朴各10克，生姜3片，大枣3枚。

3. 寒邪犯胃

临床症状 胃痛猝发，痛无休止，得温则减，遇寒加重，多有受凉或饮食生冷病史，或伴见呕吐清水，畏寒怕冷，手足不温，喜食热饮，口淡不渴，舌苔薄白或白腻，脉沉迟。治则：温中散寒，和胃止痛。

药方应用 良附丸合桂枝汤加减：高良姜、香附、炒白芍、炙甘草、姜半夏、荜拨各 10 克，桂枝 6 克，生姜 3 片。

4. 胃热炽盛

临床症状 胃脘疼痛，胀满，痛处灼热感，口干而苦，恶心呕吐，吐出物为胃内容物，有酸臭味或苦味，饮食喜冷恶热，大便干结，尿黄，舌质红，苔黄厚或黄腻，脉弦滑。

药方应用 大黄黄连泻心汤：大黄 6 克，黄连 3 克，黄芩 10 克。

5. 肝郁气滞

临床症状 胃脘胀满，攻撑作痛，痛及两胁，情志不畅时更甚，或呕吐吞酸，嗳气频作，饮食减少，舌质淡红，苔薄白，脉弦。

药方应用 四逆散合小半夏汤加减：醋柴胡 6 克，炒白芍 15 克，炒枳壳、姜半夏、延胡索、炒川楝子各 10 克，生甘草 3 克，鲜生姜 3 片。

● 三、慢性胃炎辨证中药方

1. 肝胃不和

临床症状 胃脘胀痛，或连两胁，嗳气频作，嘈杂反酸，舌质红，苔薄白，脉弦。

药方应用 柴胡疏肝散加减——柴胡、香附、苏梗各 12 克，枳壳、白芍、郁金、佛手、海螵蛸、延胡索各 15 克，甘草 6 克。每日 1 剂，水煎服。胃胀气甚，加木香 12 克（后下），砂仁 8 克（后下），以加强理气和胃；嘈杂、反酸甚，加黄连 10 克，吴茱萸 3 克，以辛开苦降；食滞纳呆、大便不畅，加厚朴 15 克，槟榔 12 克，以行气消滞；口干舌红为气郁化热，加黄芩 15 克，山栀子 10 克，以清泄郁热。

2. 脾胃湿热

临床症状 胃脘疼痛或痞满，或嘈杂不适，口干苦，纳少便溏，舌红，苔黄腻，脉滑数。治则：清热化湿，和中醒脾。

药方应用 三仁汤合连朴饮加减：黄连 10 克，黄芩、茯苓、厚朴各 15 克，蔻仁、甘草各 6 克，蒲公英 30 克，生薏苡仁 26 克，法半夏 12 克。每日 1 剂，水煎服。胃痛甚者加延胡索、郁金各 15 克，以止痛；大便不通者加大黄 10 克，枳实 15 克，以通便；恶心呕吐者加竹茹 15 克，生姜数片，以止呕；纳呆者加鸡内金 12 克，谷芽、麦芽各 30 克，以开胃。

3. 脾胃虚弱

临床症状 胃脘胀满，餐后明显，或隐隐作痛，喜按喜温，纳呆，便溏，疲倦乏力，舌质淡或有齿痕、舌苔薄白，脉弱无力。

药方应用 香砂六君子汤合补中益气汤加减：黄芪 30 克，党参 20 克，白术、延胡索各 15 克，砂仁 4 克（后下），柴胡 10 克，木香 10 克（后下），升麻、陈皮各 6 克，炙甘草 3 克。每日 1 剂，水煎服。若得冷食胃痛加重，口流清涎，四肢不温，此乃脾胃虚寒，宜加干姜 10 克，肉桂 2 克，以振中阳；若大便烂，日多次，舌苔腻，此为兼湿，加苍术 10 克，茯苓 15 克，以祛除湿邪；若脘痞，口苦，舌苔转黄，此属湿邪化热、寒热夹杂，宜佐黄连 6 克，黄芩 10 克，以苦寒泄热。

4. 胃阴不足

临床症状 胃脘灼热疼痛，餐后饱胀，口干舌燥，大便干结，舌红少津或有裂纹，舌苔少或无，脉细或数。

药方应用 沙参麦冬汤合益胃汤加减：沙参 10 克，麦冬、白芍、延胡索各 15 克，生地黄 30 克，太子参 20 克，甘草 6 克。每日 1 剂，水煎 10 克，肉桂 2 克，以振中阳；若大便烂，日多次，舌苔腻，此为兼湿，加苍术 10 克，茯苓 15 克，以祛除湿邪；若脘痞，口苦，舌苔转黄，此属湿邪化热、寒热夹杂，宜佐黄连 6 克，黄芩 10 克，以苦寒泄热。

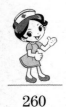

老中医教你胃肠病调养之道

5. 胃络瘀阻

临床症状 胃痛日久不愈，痛处固定，以刺痛为主，痛作拒按，或大便色黑，舌质暗红，或紫暗瘀斑，脉弦涩。

药方应用 失笑散加味：五灵脂 10 克，蒲黄 8 克，三七末（冲）3 克，延胡索、郁金、枳壳各 15 克，乳香 6 克。每日 1 剂，水煎服。气虚者，加黄芪 30 克，党参 20 克，以补气行血；阴虚者，加生地黄 30 克，牡丹皮 10 克，以养阴活血；黑粪者，加血余炭 10 克，阿胶（烊）15 克，以止血。

四、胃黏膜脱垂辨证中药方

1. 脾虚气滞

临床症状 胃脘隐痛，饮食稍多或劳累后加重，脘腹饱胀，嗳气恶心，神疲纳少，舌淡苔白，脉细弱。

药方应用 党参 12 克，白术、茯苓、陈皮、半夏、木瓜、旋覆花（包）、莱菔子、葛根各 10 克，砂仁 3 克。

2. 脾胃虚寒

临床症状 胃脘隐痛，喜温喜按，食后脘胀，泛吐清水，畏寒肢冷，舌淡胖、苔白，脉沉弱。

药方应用 黄芪 5 克、干姜、延胡索、甘草各 6 克，党参、白术、桂枝、木香、茯苓各 10 克，白芍 12 克，砂仁 3 克，灶心土 15 克。

3. 胃阴不足

临床症状 胃脘隐痛，灼热嘈杂，饥不欲食，食后脘胀，口干心烦，大便干燥，舌红苔少脉细数。

药方应用 北沙参 15 克，石斛、白扁豆各 12 克，生甘草 6 克，川楝子、佛手、蒲公英、荷叶、苏梗、旋覆花、玉竹、白芍各 10 克。

4. 肝气犯胃

临床症状 胁肋饱胀，腹撑胀痛，嗳气频繁，恶心呕吐，吞酸口苦，苔薄黄，脉弦。

药方应用 柴胡、香附、枳壳、旋覆花、厚朴、苏梗、法半夏、陈皮、白芍、郁金各 10 克，甘草、降香、淡竹茹各 6 克。

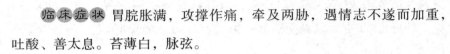

● 五、消化性溃疡辨证中药方

1. 肝胃不和

临床症状 胃脘胀满，攻撑作痛，牵及两胁，遇情志不遂而加重，吐酸、善太息。苔薄白，脉弦。

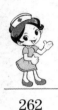

药方应用 柴胡疏肝散加减：柴胡、枳壳、广木香（后下）各 12 克，延胡索、苏梗、郁金、川楝子、白芍、佛手各 15 克。每日 1 剂，水煎服。伴反酸者，加海螵蛸 15 克，浙贝母 10 克，以制酸；痛甚者，可加三七末（冲服）3 克，以祛瘀止痛；嗳气频繁者，加沉香（后下）6 克，白蔻仁（后下）5 克，代赭石 30 克，以顺气降逆；大便不通者，可加槟榔 15 克，大黄（后下）10 克，以通便。若兼见舌红、苔黄、脉弦数等肝胃郁热症状者，以清化郁热法，改用方药如下：柴胡、海螵蛸、浙贝母、竹茹各 12 克，郁金、延胡索、川楝子各 15 克，大黄 6 克，蒲公英 30 克，黄连、枳壳各 10 克。

2. 脾胃湿热

临床症状 胃痛，口干口苦，渴不引饮。舌质红，苔黄厚腻，脉弦滑或弦数。

药方应用 三黄泻心汤加减：黄芩 15 克，黄连、大黄各 10 克，蒲公英 30 克，延胡索、佛手、枳实、厚朴、海螵蛸各 15 克，浙贝母 12 克。每日 1 剂，水煎服。伴恶心、呕吐者，加竹茹 15 克，法半夏 12 克，以清热和胃降逆；大便秘结者，可加虎杖 15 克，大黄改后下，以清热攻下；纳呆少食者，加布渣叶 12 克，神曲 15 克，谷芽、麦芽各 30 克，以开胃消滞。

3. 脾胃虚弱

临床症状 胃隐痛，绵绵不断，每当受凉、劳累后疼痛发作，空腹痛甚，得食痛减，口泛清水，纳差，神疲乏力，大便溏薄。舌淡，苔白，脉细弱。

药方应用 香砂六君子汤加减：党参 20 克，黄芪 30 克，法半夏、木香各 10 克，白术 12 克，茯苓、延胡索各 15 克，砂仁（后下）、陈皮各 6 克。每日 1 剂，水煎服。胃脘冷痛，喜温喜按，四肢不温者，为脾胃虚寒，加干姜 10 克，制附子 6 克，桂枝 6 克或加服黄芪建中汤，以温中祛寒；泛吐酸水明显者，加吴茱萸 3 克，海螵蛸 15 克，浙贝母 12 克，以制酸；大便潜血阳性者，加炮姜炭 6 克，白及 15 克，以温中止血。

4. 胃阴亏虚

临床症状 胃脘隐痛或灼痛，午后尤甚，或嘈杂心烦，口燥咽干，纳呆食少，大便干结或干涩不爽。舌质红，舌苔少或剥脱，或干而少津，脉细数。

药方应用 一贯煎合益胃汤加减：生地黄 30 克，天花粉 20 克，沙参、麦冬、石斛、白芍、郁金、延胡索各 15 克，佛手 10 克。每日 1 剂，水煎服。反酸者，可加海螵蛸 15 克，浙贝母 12 克或配用左金丸；气阴两虚者，加黄芪 15 克，党参 18 克，怀山药 15 克，以益气健脾；大便干结者，可加用火麻仁 30 克，以润肠通便。

5. 瘀血阻络

临床症状 胃脘疼痛有定处，如针刺或刀割，痛而拒按，食后痛甚，或见吐血、黑粪。舌质紫暗，或见瘀斑，脉涩或沉弦。

药方应用 失笑散合丹参饮加减：蒲黄、五灵脂各 10 克，丹参 20 克，延胡索、郁金、川楝子各 15 克，三七粉（冲服）3 克，枳壳 12

克。每日 1 剂，水煎服。气虚者，加黄芪 20 克，党参 15 克，以补中益气；反酸者，可加海螵蛸 15 克，浙贝母 12 克，以制酸；瘀热者加赤芍 15 克，大黄 10 克，以清热祛瘀。

● 六、胃下垂辨证中药方

1. 脾虚气陷

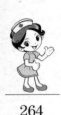

临床症状 面色萎黄，精神倦怠，形体消瘦，言语低微，气短乏力，纳呆食少，脘腹重坠，胀满，嗳气不舒，食后加重，舌淡苔白，脉缓弱。

药方应用 补中益气汤加味：党参 18 克，黄芪 24 克，升麻、陈皮、枳实、炙甘草各 6 克，柴胡 4 克，当归 12 克，半夏 8 克，茯苓、鸡内金、山楂、麦芽、神曲、白术各 10 克。水煎，分早、中、晚 3 次服，每日 1 剂。

2. 肝胃不和

临床症状 脘腹、胸胁胀满疼痛，呕逆，嗳气，嘈杂反酸，郁闷烦躁，善太息，苔薄白或薄黄，脉弦细。

药方应用 四逆散加味：柴胡 9 克，枳实、白芍各 18 克，炙甘草 3 克，香附、延胡索各 10 克，山药 15 克。水煎，分早、中、晚 3 次服，每日 1 剂。兼食滞者加炒山楂、炒麦芽、炒神曲各 10 克；血虚者加当归、熟地黄各 10 克；胃阴不足者加沙参、麦冬各 10 克，乌梅 6 克。

3. 胃肠停饮

临床症状 脘腹坠胀不适，食后尤甚，心下悸动，水在肠间咕噜有声，恶心，呕吐清水痰涎，或便溏，或头昏目眩，舌苔白滑，脉弦滑或弦细。

药方应用 小半夏汤合苓桂术甘汤——茯苓 12 克，桂枝、半夏各 9 克，白术 10 克，炙甘草 6 克，生姜 3 克。水煎，分早、中、晚 3 次服，每日 1 剂。脾虚甚者加山药 10 克，党参 15 克；血虚者加当归、熟地黄各 10 克；虚寒甚者加吴茱萸、熟附子各 6 克。

4. 胃阴不足

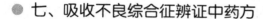 形瘦，面色略红，唇红而干，口干思饮，嗳气、脘腹胀满，身热不适，或有恶心呕吐，大便干燥，舌红少津，脉细数。

药方应用 益胃汤合一贯煎加味：生地黄、玉竹、沙参、麦冬、当归、乌梅、石斛各 10 克，枸杞子 15 克，川楝子 8 克。水煎，分早、中、晚 3 次服，每日 1 剂。若呕吐较重，宜养胃降逆，方用麦门冬汤合竹茹汤。气虚者加党参、黄芪各 15 克；兼血瘀者加桃仁 10 克，红花 6 克；肾虚者加杜仲、熟地黄、菟丝子各 10 克；肠燥便秘者加肉苁蓉、郁李仁、火麻仁各 10 克。

● 七、吸收不良综合征辨证中药方

1. 脾虚湿盛

临床症状 腹泻腹胀，脘腹隐痛，或腹痛绵绵，肢体乏力，纳呆食少，舌质淡，苔白腻，脉沉细。

药方应用 参苓白术散加减。药用莲子肉（去皮）、薏苡仁各 9 克，砂仁 3 克（后下），桔梗 6 克，白扁豆 12 克，白茯苓、人参、全车前、炒白术、炒山药各 15 克。若脘腹寒凉，得暖则舒者，加草豆蔻 3 克，炮姜 5 克；泻下不爽，烦热口渴，舌苔黄腻者，去砂仁，加黄连 3 克，黄芩、地锦草各 10 克；湿邪偏重，症见胸脘痞闷、倦怠身重者加厚朴 5 克；嗳气腹胀者加香附 3 克，厚朴 10 克；脾虚加党参 10 克；纳差加炒麦芽 12 克，炒神曲、焦山楂各 10 克；腹痛加炒白芍 10 克。

2. 肝郁气滞

临床症状 腹痛腹泻，痛及两胁，胃脘痞满，恶心嗳气，纳差，舌红、苔薄白，脉弦细。

药方应用 柴胡疏肝散加减。药用陈皮 9 克，醋柴胡、川芎、香附、枳壳各 5 克，白芍药、车前子各 15 克，炙甘草 3 克，郁金、姜半夏各 6 克。若脘腹痞满重者加枳实、厚朴各 5 克；痛甚加佛手 5 克；反酸胃灼热加瓦楞子 10 克；恶心、嗳气加姜半夏、姜竹茹各 10 克；纳差加鸡内金 10 克，炒麦芽 12 克。

3. 饮食停滞

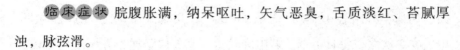 临床症状 脘腹胀满，纳呆呕吐，矢气恶臭，舌质淡红、苔腻厚浊，脉弦滑。

药方应用 保和丸加减。药用山楂 15 克，半夏、茯苓各 9 克，陈皮、连翘、炒莱菔子、神曲各 6 克，炒麦芽、炒谷芽、鸡内金各 10 克。若伤肉食者重用山楂 10 克；伤面食重用炒莱菔子 10 克；酒积加葛花或葛根 10 克；大便不爽加槟榔 10 克，枳实 6 克，大黄 10 克（后下）；腹痛甚加白芍 10 克；腹泻加炒山药 10 克；寒盛加干姜 10 克；湿盛加车前子、泽泻各 10 克。

4. 脾胃虚弱

临床症状 腹泻日久，纳少消瘦，面色萎黄，头晕心悸，舌淡、苔薄白，脉沉细弱。

药方应用 香砂六君子汤加减。药用党参 10 克，炒白术、茯苓、陈皮、半夏各 6 克，甘草、木香、升麻各 3 克，砂仁 2 克（后下），炒麦芽 15 克。若脾气虚衰，神疲乏力者，重用党参；纳呆食少加炒神曲、鸡内金各 10 克；大便溏或久泻加炒山药 10 克，煨肉豆蔻 3 克，炙甘草 3 克；心悸眠差加炒枣仁、茯苓易茯神各 10 克；恶心用姜半夏 10 克；中气不足，气虚下陷而致胃下垂、脱肛，加黄芪 10 克，柴胡 3 克，升麻 5 克。

5. 脾肾阳虚

临床症状 腹泻日久，畏寒腰酸，消瘦乏力，精神萎靡，头晕耳鸣，舌淡胖、苔薄白，脉沉细。

药方应用 胃关煎加减。药用熟地黄、党参各12克，炒白术9克，吴茱萸2克，炮附子、干姜各3克，甘草、炒白扁豆、炒山药各6克，枸杞子10克。若久泻不止，中气下陷者，加益气升提、涩肠止泻之品，如黄芪10克、诃子肉10克、赤石脂10克之类；若脾肾虚损，久不恢复，可佐用鹿茸10克、蛤蚧10克、紫河车10克等血肉有情之品；若乏力气短兼有脱肛者，加黄芪10克、升麻5克；腰酸肢冷加肉桂5克；若少腹痛甚者减吴茱萸，加炒小茴香、木香各3克。

● 八、溃疡性结肠炎辨证

1. 湿热内蕴

临床症状 腹痛泄泻，便中夹有脓血，身热，肛门灼热，里急后重，脘痞纳呆，小便短赤，舌红苔黄，脉滑数。

药方应用 白头翁汤加减。白头翁、焦山楂各15克，黄芩、秦皮各10克，木香、甘草各6克，败酱草30克、黄连3克。脘痞纳呆，湿重于热者加石菖蒲3克，赤茯苓10克，以化湿渗湿；身热加金银花、蒲公英、连翘各10克，以清热解毒；脘腹痛甚加延胡索、枳实各5克，以理气止痛；血便加地榆、侧柏炭各10克，以凉血止血。

2. 气滞血瘀

临床症状 肠鸣腹胀，腹痛拒按，痛有定处，泻下不爽，嗳气少食，面色晦暗，腹部或有痞块，肌肤甲错，舌质紫黯，或有瘀斑瘀点，脉涩或弦。

药方应用 膈下逐瘀汤加减：当归、黄芪各15克，赤芍、桃仁、五灵脂、蒲黄、乌药、香附、枳壳各10克，小茴香、没药、红花各6克。腹满痞胀甚者加枳实、厚朴各5克，以行气宽中；痞块坚硬加炮山甲5克，皂角刺10克，以通瘀软坚；腹痛加三七、白芍各10克，以理气止痛；晨泻明显加肉桂 1～2 克，以温肾。

3. 脾肾两虚

临床症状 久泻不愈，下痢脓血及黏液，形寒肢冷，腹痛隐隐，喜暖喜按，常于晨间作泻，泻后痛减，食减纳呆，腰膝酸软，舌淡苔白，脉沉细。

药方应用 四神丸合附子理中丸加减。制附子、炮姜各 3 克，党参、苍白术、补骨脂、炙甘草各 10 克，吴茱萸 2 克，肉豆蔻、五味子各 6 克。年老体弱，久泻不止，加黄芪、升麻、葛根各 10 克，以益气升清；大便滑泻加罂粟壳 3 克，赤石脂、禹余粮各 10 克，以涩肠固泻；大便夹有黏液，里急后重，可加苦参、丹参各 10 克，以清热通络。

4. 阴血亏虚

临床症状 久泻不止，便下脓血，腹中隐痛，午后低热，头晕目眩，失眠盗汗，心烦易怒，消瘦乏力，舌红少苔，脉细数。

药方应用 生脉散合六君子汤加减。党参 15 克，白术、茯苓、麦冬、乌梅各 10 克，陈皮、半夏、五味子各 6 克，知母 12 克，黄芪 18 克，山药、芡实各 30 克。五心烦热加青蒿、银柴胡各 10 克；虚烦少寐加炒枣仁、丹参各 10 克，黄连 3 克；眩晕加天麻、珍珠母各 10 克；大便滑泻加赤石脂、禹余粮各 10 克；便下赤白黏冻加白花蛇舌草 15 克、马齿苋 10 克。

● 九、细菌性痢疾辨证中药方

1. 湿热内蕴

临床症状 腹痛阵阵，痛而拒按，便后腹痛暂缓，痢下赤白脓血，黏稠如胶冻，腥臭，肛门灼热，小便短赤，舌苔黄腻，脉滑数。

药方应用 芍药汤加减。白芍 15 克，黄连、大黄、甘草各 6 克，黄芩 12 克，当归、木香、槟榔各 10 克，金银花 20 克。本病常因病情

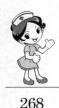

老中医教你胃肠病调养之道

反复造成正气亏虚，无力抗邪而邪气蕴结于内而发。热势较重者，赤多白少，或纯赤痢者，加白头翁、秦皮、牡丹皮各 10 克，马齿苋 12 克；湿重下痢，白多赤少，腹胀满者，加苍术、厚朴、陈皮各 5 克；夹食滞者，加山楂 10 克，神曲、麦芽各 12 克。如果痢疾湿热食滞证，腹痛脘痞拒按，里急后重，痢下不爽，下痢赤白相杂，舌淡红、苔腻或黄，脉滑者，可选用木香槟榔丸加减。

2. 寒湿蕴结

临床症状 腹痛拘急，痢下赤白黏冻，白多赤少，或纯为白冻，里急后重，脘胀腹满，头身困重，舌苔白腻，脉濡缓。

药方应用 胃苓汤加减。苍术、白术、川朴、桂枝、陈皮、当归、木香、槟榔各 10 克，炮姜、白芍各 6 克，茯苓 12 克。寒邪较著者，加附子 3 克，肉桂 2 克；食滞者，加炒麦芽 12 克，建曲 10 克；呕吐者，加制半夏 10 克，生姜 5 克；因贪凉饮冷而引发者，加草豆蔻（后下）、砂仁（后下）各 3 克。

3. 热毒内扰

临床症状 反复腹痛，腹泻，下痢赤白，由于饮食、疲劳等因素出现高热呕吐，继而大便频频，以致失禁，痢下鲜紫脓血，腹痛剧烈，里急后重感显著，更甚者津液耗伤，四肢厥冷，神志昏蒙，或神昏不清，呕吐频繁，惊厥频频，瞳仁大小不等，舌质红绛，舌苔黄燥，脉滑数或微细欲绝。

药方应用 白头翁汤加减。白头翁、金银花各 15 克，秦皮、生地黄各 12 克，黄连 3 ~ 5 克，黄檗 5 ~ 10 克，牡丹皮、赤芍、苦参、当归各 10 克。高热神昏者，可加服水牛角片 30 ~ 60 克，或犀角粉 2 克，或合用犀角地黄汤，另服紫雪丹或至宝丹以清营凉血，解毒开窍；惊厥抽搐者为热盛风动，加钩藤 10 克，石决明 15 克，以镇肝息风止痉，另加服止痉散 1 克冲服；正虚邪陷，内闭外脱，症见面色苍白、四肢厥冷、汗多喘促、脉微欲绝，可用人参 10 克、附子 3 克煎汤服用，以回阳救逆，并配合针刺人中、内关等穴；腹痛剧烈、大便不爽者，可加生大黄以荡涤解毒，或用大承气汤通下秽浊积滞；热毒消灼、阴液将竭者，急用西洋参配三鲜汤（鲜生地黄、沙参、石斛）以养阴液。

4. 阴液亏虚

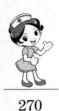

临床症状 痢下赤白，日久不愈，脓血黏稠，或下鲜血，脐下急痛，虚劳努挣，恶食，发热烦渴，至夜转剧，舌红绛少津、苔腻，脉细数。

药方应用 驻车丸加减。黄连、炮姜各 3 克，阿胶 12 克，当归、白芍、瓜蒌各 15 克。痢下血多者，可加牡丹皮、赤芍各 10 克，旱莲草 15 克，以凉血止血；阴虚较甚者，可加石斛、沙参、生地黄各 10 克，麦冬 5 克，以养阴生津；湿热未清而见口苦、肛门灼热者，可加黄檗 5 克，秦皮 10 克，以清热燥湿。

5. 阳虚寒凝

临床症状 腹部隐痛，缠绵不已，喜按喜温，痢下赤白清稀，无腥臭，或为白冻，甚则滑脱不禁，肛门坠胀，便后更甚，形寒畏冷，四肢不温，食少神疲，腰膝酸软，舌淡、苔薄白，脉沉细而弱。

药方应用 真人养脏汤或桃花汤加减。党参、白术、赤石脂各 15 克，肉桂 1.5 克，罂粟壳、肉豆蔻各 6 克，当归、炒白芍各 12 克，诃子 5 克，干姜 3 克。久痢、脾虚、气陷脱肛者，可用补中益气汤，以益气补中、升清举陷；虚寒较著者，可加附子、干姜各 3 克，以温阳散寒；积滞未尽者，可加枳壳、山楂、神曲各 10 克，以消导积滞；中气下陷而致虚劳者，可用三奇散以益气升举，或用五倍子煎汤熏肛门；下痢不禁，宜参附龙牡汤合桃花汤固脱回阳。

6. 正虚邪恋

临床症状 下痢时发时止，发时大便次数增多，夹有赤白黏冻，迁

老中医教你胃肠病调养之道

延不愈，常因饮食不当、受凉、劳累而发，腹胀食少，倦怠嗜卧，舌质淡、苔腻，脉濡软或虚数。

药方应用 连理汤加减。党参、白术、当归各 10 克，干姜 5 克，白芍 12 克，黄连、木香各 3 克，地榆 15 克。偏湿热者，可加白头翁、黄檗等清热利湿，但若大便色如酱者，可用鸦胆子仁治疗，成人每日 3 次，每次 15 粒，饭后服用，连服 7~10 日（胶囊分装）；休止期用香砂六君子汤加减——党参、白术、茯苓各 10 克，陈皮、半夏、木香各 6 克，砂仁（后下）4.5 克；偏于脾虚而便溏者，加山药、薏苡仁各 12 克，扁豆 10 克，以健脾利湿；偏于肾阳虚者，加肉豆蔻、吴茱萸各 3 克，补骨脂 5 克，以温肾止痢；兼有肝郁乘脾者，加白芍、防风各 10 克，以缓肝止痛；中气下陷者，改用补中益气汤以补气升举；血虚者，可选用当归补血汤益气补血。

十、肠易激综合征辨证中药方

1. 肝郁气滞

临床症状 本证常见于病程早期及女性患者。大便秘结，欲解不能，腹胀腹痛，疼痛多为绞痛或胀痛，攻窜不定，每遇情志不舒即发作或加重，舌苔薄白，脉弦。

药方应用 六磨汤加减。沉香（后下）、生大黄（后下）各 6 克，木香、槟榔、乌药、郁金、茯苓各 12 克，枳实 10 克，厚朴 9 克。腹痛明显者，可加延胡索 12 克，青皮 9 克，白芍 15 克，以行气止痛；肝郁化热，见口苦咽干者，可加黄芩 12 克，菊花 15 克，以清肝之热。

2. 肝郁脾虚

临床症状 本证常见于青年女性患者。腹痛腹泻常发生于抑郁、恼怒、情绪紧张之时，泻后痛减，疼痛多在少腹部，胸胁痞闷，胁痛肠鸣，嗳气，矢气频作，伤感易怒，喜叹息，纳食欠佳，舌苔薄白，脉弦。

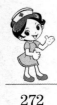
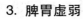痛泻要方加减。白术、白芍、党参各 15 克，佛手 5 克，防风、柴胡各 12 克，陈皮、煨木香各 9 克，郁金、煨葛根各 10 克，甘草 6 克。烦躁易怒者，加龙胆草 5 克，栀子、牡丹皮各 12 克，以清泄肝火；夜寐不安者，加炒枣仁、夜交藤各 15 克，磁石 20 克（先煎），以安神定志。

3. 脾胃虚弱

临床症状 本证常见于禀赋不足或劳倦思虑之人。饮食稍有不慎（如进食生冷、粗糙、油腻等物），即可发生排便次数增多，便质溏薄或完谷不化，并常夹杂白色黏液，脘闷不舒，或有腹部隐痛，痛而喜按，面色萎黄，神疲倦怠，舌淡苔白，脉细弱。

药方应用 参苓白术散加减。党参、扁豆各 20 克，黄芪、白术、茯苓、莲子肉各 15 克，砂仁 3 克（后下），陈皮、甘草各 6 克，桔梗 5 克，薏苡仁 30 克，藿香 12 克。腹痛明显者，可加乌药、延胡索各 12 克，白芍 30 克，以理气止痛；泄泻而腹部畏寒者，可加炮姜、熟附片各 3 克，煨木香 9 克，以温补脾阳。

4. 寒湿困脾

临床症状 本证常见于久居寒冷潮湿之地及过食生冷油腻之人。体胖，口中黏腻，纳呆，泛恶欲呕，头身困重，脘腹胀闷，腹痛便溏，舌淡胖、苔白腻，脉濡缓。

药方应用 厚朴温中汤加减。厚朴、陈皮、茯苓各 9 克，木香、草豆蔻各 6 克，甘草、干姜各 3 克。脾虚者，加炒白术 9 克；湿盛者，加泽泻、苍术各 12 克。

5. 津亏热结

临床症状 本证常见于病程日久的老年患者、产后失血的妇女及感染性疾病发热后的患者。腹部痞满胀痛，大便秘结，或者粪便如羊屎状，日排数次却排出不畅，可在左下腹触及条索状包块，面红，潮热，汗多，心烦，口干欲饮，舌红苔黄或黄燥，脉滑数。

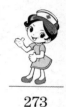 麻子仁丸加减。大黄 6 克（后下），虎杖 20 克，火麻仁 30 克（打），杏仁、白芍各 15 克，枳实 10 克，厚朴 9 克，白蜜 30 克。燥热内结日久，耗伤阴液，表现为口干唇燥，舌红少苔者，可加用增液汤（玄参、麦冬各 15 克，生地黄 30 克），以养阴增液；便秘腹泻交替者，可加党参、莲子肉各 20 克，白术 30 克，郁金 12 克，佛手 5 克，以益气健脾，疏肝理气。

6. 寒热错杂

临床症状 本证常见于病程迁延日久或治不得法，错用寒热之品者。腹痛腹泻，或腹泻与便秘交错，大便夹杂黏液，烦闷纳呆，口干，舌红苔腻，脉弦滑。

药方应用 乌梅丸加减。乌梅、黄檗各 9 克，花椒 4 克，制附子、炮姜、黄连各 3 克，党参、白术、白芍各 15 克，茯苓 12 克，当归、甘草各 6 克。少腹冷痛者，去黄连，加小茴香 9 克，以散寒止痛，理气和中；大便黏腻不爽，里急后重者，加槟榔、厚朴各 9 克，以化湿导滞。

7. 脾肾阳虚

临床症状 本证常见于禀赋不足及久病体虚之人。腹痛便溏，食少腹胀，久泻，兼畏寒肢冷，腰膝酸软，舌淡边有齿痕、苔薄，脉沉细弱。

药方应用 四神丸加减。补骨脂 12 克，肉豆蔻、五味子各 6 克，吴茱萸 3 克，大枣 3 枚，生姜 3 片。腹胀者，加沉香粉 3 克（冲服）；腹痛者，加高良姜 9 克；久泻者，加诃子 9 克；腰酸者，加熟地黄、牛膝各 10 克。

8. 食滞胃肠

临床症状 本证常见于饮食无规律或暴饮暴食之人。腹痛肠鸣时作，泻下臭如败卵，泻后痛减，夹杂不消化之物，脘腹痞满，嗳吐酸腐，不思饮食，舌苔垢浊或厚腻，脉滑。

药方应用 保和丸加减。山楂、神曲、茯苓各12克，陈皮、连翘、半夏各9克，莱菔子15克。积滞较重者，加大黄、枳实；化热明显者，加黄芩、黄连、泽泻。

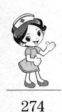

● 十一、慢性腹泻辨证中药方

1. 肝郁痰结

临床症状 左下腹痛，部分患者可在左下腹触及条索状包块，严重者右下腹亦可出现，大便稀烂，夹杂多量黏液，每于左下腹痛后排便，每天次数不等，舌淡红、苔白滑或腻浊，脉弦滑。

药方应用 四逆散合二陈汤加味。柴胡3～5克，白芍、神曲各12克，枳壳、陈皮各6克，茯苓15克，法半夏、白术各10克，甘草3克。泻下量多，见阴虚偏盛之象者，加乌梅10克；痰湿重者，加厚朴5克，槟榔10克；纳谷不馨者，加炒谷芽、麦芽各15克；便血者，加仙鹤草15克。

2. 气滞湿阻

临床症状 每遇情绪紧张或精神刺激而诱发，排便稀烂，少黏液，一般腹痛轻微，每日排便可十多次，每于餐后（特别是早餐后）腹痛即泻，泻后痛减，腹泻常随精神情绪的改变而呈周期性发作，兼见胸脘腹满、肠鸣、头晕、纳呆、四肢倦怠、大便稀烂，舌苔腻，脉濡滑或缓。

药方应用 痛泻要方合藿朴夏苓汤加减。白术、防风、藿香、半夏、杏仁各10克，白芍12克，陈皮6克，赤苓、泽泻、猪苓各15克，薏苡仁30克，白蔻仁、厚朴各5克。胃中吞酸嘈杂者，加黄连3克，吴茱萸2克；平素脾虚，疲乏，脘闷纳差，加党参、茯苓各10克，山药 12 克；胸胁胀满甚者，加柴胡 5 克，车前子 12 克；不思饮食，加谷芽、麦芽各 15 克；泄泻日久，见腹胀痛，便下不爽，口干心烦，疲乏少力，容易感冒，舌体胖、苔白或黄者，为寒热错杂，可改用乌梅丸。

3. 水饮留肠

临床症状 素盛今瘦，肠鸣咕噜有声，便泻清水样，或呈泡沫状，泛吐清水，腹胀尿少，舌淡、苔白润滑，脉濡滑。

药方应用 苓桂术甘汤合己椒苈黄丸加减。桂枝 5 克，白术 15 克，茯苓 30 克，炙甘草 3 克，防己、椒目、大黄各 10 克，葶苈子 12 克。脘腹胀痛，嗳气者，去炙甘草，加乌药 10 克，木香 3 克（后下）；湿蕴化热，舌苔黄腻者，加连翘 12 克，厚朴 5 克，马齿苋 20 克；形寒肢冷，脉沉迟，腹部冷痛者，加炮姜 10 克，草豆蔻 6 克。

4. 瘀阻肠络

临床症状 泄泻迁延日久，大便夹杂赤白黏冻，泻后仍有不尽之感，腹部刺痛，多于两侧少腹部，面色晦滞，舌质暗红或边有瘀斑，脉弦涩。

药方应用 少腹逐瘀汤合驻车丸加减。蒲黄 10 克，五灵脂、当归各 12 克，川芎、延胡索各 5 克，没药、黄连各 3 克，肉桂、小茴香各 1.5 克，干姜 5 克，阿胶 12 克（烊）。后重甚者，加木香 3 克，槟榔 6 克；便血或赤冻多者，加地榆 10 克，也可用鸦胆子清热止血，每次服 15 粒，去壳吞服，每日 2 次。

5. 寒热互结

临床症状 泻下迁延日久，大便黏滞或夹杂黏液，或脓血，腹痛，肛门重坠，舌淡红、苔黄厚腻，脉濡数。

药方应用 乌梅丸加减。附子、桂枝、黄连、炙甘草各 3 克，党参、乌梅各 10 克，苍术 5 克，干姜、黄檗各 5 克，当归 12 克。腹痛重者，加白芍 15～30 克，甘草 5 克；大便见脓血者，加白槿花 9 克，槟榔 10 克，仙鹤草 20 克；泄泻日久，见体虚气弱，而腹胀不显著者，加炙升麻 4.5 克，党参 12 克，炙黄芪 15 克。

6. 脾虚泄泻

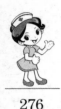 大便溏泄，清冷，甚则完谷不化，食后腹胀，喜按，面色萎黄，食欲减退，肌瘦无力，舌淡苔白，脉细弱。

 参苓白术散加减。人参 12 克，炙甘草、砂仁（后下）各 3 克，陈皮、桔梗各 6 克，扁豆、怀山药、莲子、薏苡仁、黄芪、白术、茯苓各 15 克。若气短少力，大便滑脱不禁，甚则肛门下坠或脱者，加升麻、柴胡各 5 克，羌活 6 克，石榴皮 15 克；胃脘痞闷，舌苔白腻者，加薏苡仁 15 克，白蔻仁 3 克。如果出现脾阳不足，中焦虚寒之出血证，大便下血，血色黯淡，四肢不温，面色萎黄，舌淡苔白，脉沉细无力者，可选用黄土汤加减。

7. 肾虚泄泻

临床症状 每于黎明前脐腹作痛后，肠鸣即泻，泻后即安，腰膝酸软，形寒肢冷，舌淡、苔白，脉沉细。

药方应用 四神丸合附桂理中丸加减。补骨脂、赤石脂各 10 克，吴茱萸、肉豆蔻、五味子、炙甘草各 3 克，附子、干姜各 5 克，肉桂 1 克，党参、白术（炒）各 15 克，石榴皮 30 克。久泻不止，加禹余粮 10 克，诃子肉 5 克；伴有心烦口干，减附子、炮姜、吴茱萸等温热药量，加黄连 3 克，黄檗 5 克；肾阳不足者，加仙茅 12 克。

老中医 教你胃肠病调养之道